高等院校医学实验系列教材

病理学实验教程

主　审　阮永华　申丽娟　王　芳

主　编　刘　兰　解丽琼　江　萍

副主编　李晓雪　张荧荧　雷普平　华海蓉　邹英鹰　杨志鸿

编　委（按姓氏汉语拼音排序）

边　莉　陈苗苗　冯润林　华海蓉　黄柏慧　江　萍
金以超　奎　翔　雷普平　李晓雪　梁　莉　刘　兰
木志浩　潘国庆　阮永华　申丽娟　王　芳　王　燮
王　燕　解丽琼　徐若冰　杨丽娟　杨志鸿　叶　宏
易晓佳　张荧荧　邹英鹰

科　学　出　版　社

北　京

内 容 简 介

本书主要对应《病理学》第 9 版教材的章节,对实习课的大体标本和组织切片进行描述,指导学生在实习课中对标本及切片进行观察。全书包括四个部分:第一部分共 14 章,其中前 5 章为病理学总论部分,后 9 章为各系统疾病病理改变;第二部分编写了 3 个临床案例,以培养学生临床综合分析能力;第三部分编写了 3 个 PBL 案例,旨在提高学生自主学习能力;第四部分附有重要器官的正常组织学图谱,便于学生通过对比正常与病变组织的形态差异进行有效学习。

本书适合基础、临床、预防、口腔、护理等医学类专业的学生使用,也可供医院从事临床病理的医务人员参考。

图书在版编目(CIP)数据

病理学实验教程/刘兰,解丽琼,江萍主编. —北京:科学出版社,2023.2
高等院校医学实验系列教材
ISBN 978-7-03-072058-0

Ⅰ.①病… Ⅱ.①刘… ②解… ③江… Ⅲ.①病理学–实验–医学院校–教材
Ⅳ.① R36-33

中国版本图书馆 CIP 数据核字(2022)第 059088 号

责任编辑:李 植/责任校对:宁辉彩
责任印制:赵 博/封面设计:陈 敬

科学出版社 出版
北京东黄城根北街 16 号
邮政编码:100717
http://www.sciencep.com

涿州市般润文化传播有限公司印刷
科学出版社发行 各地新华书店经销
*
2023 年 2 月第 一 版 开本:787×1092 1/16
2025 年 1 月第三次印刷 印张:9
字数:206 000
定价:55.00 元
(如有印装质量问题,我社负责调换)

前　言

　　病理学既是一门研究疾病的病因、发病机制、病理改变和转归的医学基础学科，又是联系基础医学和临床医学之间的重要桥梁课程，同时也是一门临床学科。病理学实习教学的目的是进一步强化、巩固和验证课堂所学理论知识。本书根据《病理学》第9版，充分利用昆明医科大学多年办学积累的典型病理标本和组织切片等资源，通过对病变器官、组织及细胞的观察，联系理论所学知识，使学生更透彻地理解病变器官的形态、功能与代谢变化，做到实习联系理论，理论联系临床。同时，培养学生独立思考、分析问题与解决问题的能力，为今后临床课程的学习打下坚实基础。

　　本书主要包括四个部分。①实习部分：内容共14个章节、20个实验，包括病理学总论（实习一至实习七）：主要介绍病理学实习基本要求，组织、细胞的适应、损伤与修复，局部血液循环障碍、炎症、肿瘤等的基本病理改变。病理学各论（实习八至实习二十）：着重介绍各器官系统常见疾病（心血管系统疾病、呼吸系统疾病、消化系统疾病、淋巴造血系统疾病、泌尿系统疾病、生殖系统和乳腺疾病、内分泌系统疾病、神经系统疾病、感染性疾病）的病理改变。②临床案例分析部分：为了巩固学生所学的理论知识、尽早培养学生的临床综合分析能力，培养新时代高素质创新型医学人才，书中编写了临床案例分析。③PBL案例部分：为拓宽学生的知识面，激发学生的求知欲，提高学生自主学习能力，提高学生人际沟通能力以及团结协作精神，书中特别编写了PBL案例。④组织学图谱部分：为了便于学生通过对比正常组织与病变组织的形态差异进行有效学习，书中最后一部分附有重要器官的正常组织学图谱。

　　本书特色之处：①引入知识目标、技能目标以及情感、态度和价值观目标，将医学专业知识与思政教育并重，把思政理念融入实习教学，以培养医学生职业素养和人文关怀意识。②补充正常组织学图谱，与常见疾病的病变进行对比学习，有助于学生理解病变。③第二至第十四章每个章节均有小结，对容易混淆的知识进行对比，有助于学生理清知识的内在联系，促进知识内化。④提供临床真实案例，开展分析讨论，充分应用病理学知识分析和解决临床问题，启迪和培养学生的临床思维和分析解决问题能力。⑤增加PBL案例，充分发挥病理学桥梁课程的特点，将基础医学知识与临床知识相结合，着力于培养高素质创新型医学人才。本书适合基础、临床、预防、口腔、护理等医学类专业的学生使用，也可供医院从事临床病理检验的医务人员参考。

　　本书编者为多年工作在教学、临床一线的病理骨干教师，具有丰富的理论与实践教学经验。书中疏漏之处恳请同道和读者不吝赐教，以便我们今后进一步修订完善。

刘　兰

2021年10月

目　　录

第一部分 实 习

第一章 病理学实习基本要求
Chapter 1 Essential Demands of Pathological Practices

一、实习室规则

1. 实习前参照教学进度预习有关理论知识，了解实习内容。

2. 携带教材、实习指导、绘图作业本及彩色铅笔等，穿白大褂进入实习室。

3. 每个学生按编号入座，座位、切片盒、显微镜、计算机四固定。爱护公物（如电脑、显微镜、切片、标本等），若有损坏按情况由损坏者赔偿。

4. 每个学生必须按教师要求完成大体标本和组织切片的观察，参加讨论，完成作业。

5. 严格遵守课堂纪律，保持安静，禁止吸烟。

6. 保持实习室清洁卫生。实习室实行轮流值日生责任制。

二、实习要求

1. 基本理论知识方面 通过实习课，达到理论联系实际、印证课堂所学理论、牢固掌握基本知识、进一步丰富和提高对课堂理论认识的目的。

2. 基本技能训练方面

（1）熟练掌握普通光学显微镜的使用。

（2）能独立观察并确切地描述病理切片、标本的病变。

（3）能按要求绘制各种病理组织图。

（4）能正确领会各种常见疾病的病理学图像、照片及幻灯片。

（5）能具有对常见病的病理材料进行临床病理联系，并提出诊断意见的能力。

（6）了解尸体解剖、活体组织检查的基本方法和注意事项，为临床学习打下初步基础。

3. 情感、态度和价值观目标

（1）能够逐渐学会采用辩证法的规律认识疾病的发展，增强职业技能。

（2）能够建立良好的职业行为能力，在诊疗过程中学会与患者及其家属沟通。

三、学习方法和步骤

1. 实习前作好预习，了解本次实习的目的要求。

2. 实习过程中，教师要循序渐进地培养学生独立思考、独立学习的能力，适当穿插课堂讨论，培养学生理论联系实际、基础知识联系临床的能力。

3. 按照实习指导要求，完成绘图或描述、诊断的作业。

4. 由教师按照不同阶段的要求进行小结。

四、病理标本和病理切片的观察描述方法及要求

1. 病理标本

（1）以正常解剖知识为基础，首先辨认该标本为何种器官或组织。

（2）观察该器官或组织的肉眼病变情况，从而得出该病变或疾病的初步诊断。观察及描述的顺序如下：

1）表面或外表：外形、大小、包膜情况、色泽、质地、形态改变、与邻近器官组织的相互关系。

2）切面或内面：颜色、形态、质地、结构等。

3）在观察过程中，应根据课堂理论知识，联系并掌握这些大体变化的形态发生学、对机体的影响及后果等内容，并逐渐培养对病变的初步诊断能力。

2. 病理切片

（1）以正常组织学为基础，按照下列步骤观察器官组织及其病变，从而辨认出为何种组织，何种病变或疾病。

1）肉眼观察切片，培养能大致辨别切片粗略结构轮廓的能力。

2）用低倍镜观察，按一定方向移动玻片，观察范围应遍及玻片的每个部分而不遗漏任何角落，如图 1-1-1 所示。

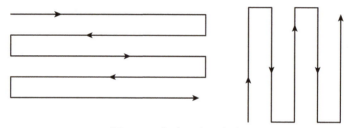

图 1-1-1　标本顺序观察法

低倍镜观察较易察见组织结构改变的全部特征，从而获得较完整的概念。

3）如需观察细胞形态或其细微结构，可随时换用高倍镜，当高倍镜下物像观察已经清楚后，仍应改用低倍镜观察。

（2）观察过程中应联系理论知识，掌握这些病变的镜下形态发生学，将显微镜下所见病变联系解释肉眼所见的病变及病变所引起的后果，并综合分析病变，做出病理诊断。

（3）正确理解切片的立体构象。镜下观察到的切片仅是病变的二维形态，但实际上人体的病变是三维立体的，要根据所观察到的镜下改变，三维重构病变，理解疾病的真实全貌。

（解丽琼）

第二章　组织、细胞的适应、损伤与修复
Chapter 2　Adaptation, Injury and Repair of Tissues and Cells

【目的要求】

1. 知识目标
（1）能够解释萎缩、肥大、增生、化生的概念，归纳比较萎缩的类型。
（2）能够解释变性的概念，归纳其病理变化。
（3）能够解释坏死的概念，归纳其基本病变、类型及结局。
（4）能够解释肉芽组织的概念，总结其结构和功能。

2. 技能目标
（1）能够应用细胞、组织变性的常见类型及形态变化。
（2）能够应用萎缩、肥大、增生、化生的概念和意义，说出其形态变化。
（3）能够应用坏死的形态变化、后果及各类型坏死的特点。
（4）能够应用肉芽组织的形态特征及其在创伤愈合中的作用。
（5）能够绘制肉芽组织的镜下示意图。

3. 情感、态度和价值观目标
（1）通过学习细胞和组织在损伤因子作用下发生的可逆或不可逆性改变，能够理解机体对环境变化有较强的适应能力。
（2）能够形成良好的生活习惯，尽量避免接触各种损伤因子。

【实验内容】

1. 学习适应的四种类型，观察萎缩和肥大的大体形态改变。
2. 学习变性的主要类型，观察脂肪变性的大体和镜下改变。
3. 实验类型　基础性实验。

实习一　适应、变性
Practice 1　Adaptation, Degeneration

大体标本		组织切片	
编号 90	萎缩心	No.10	肝脂肪变性
编号 83	肾盂积水		
编号 40	左心室向心性肥大		

大体标本	组织切片
编号 8	脂肪肝
编号 9	脂肪肝（苏丹Ⅲ染色）

一、大体标本

参见图 1-2-1 ～图 1-2-4。

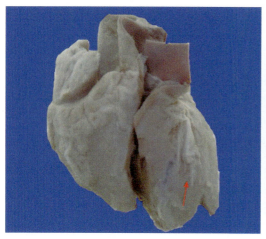

图 1-2-1　萎缩心（brown atrophy of heart）

编号 90

心脏体积缩小，重量减轻，整体呈浅褐色，心外膜可见冠状动脉走行迂曲，心尖较锐。

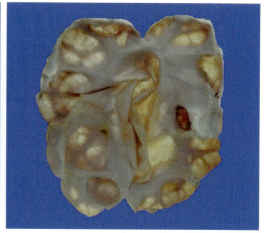

图 1-2-2　肾盂积水（hydronephrosis）

编号 83

肾体积增大，表面凹凸不平呈结节状。切面见肾盂肾盏明显扩张，肾皮质、髓质分界不清，皮质受压明显萎缩变薄。

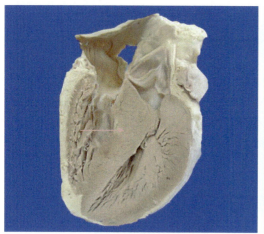

图 1-2-3　左心室向心性肥大（concentric hypertrophy of left ventricle）　编号 40

左心室壁及室间隔明显增厚，乳头肌增粗，心腔缩小，心脏外形无明显增大，呈"向心性肥大"表现。

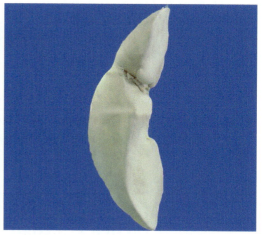

图 1-2-4-A　脂肪肝（fatty liver）　编号 8

肝体积增大，包膜面及切面颜色淡黄，包膜紧张。

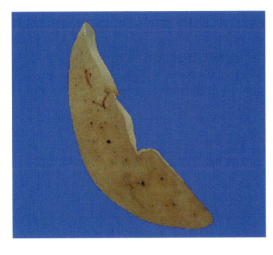

图 1-2-4-B　脂肪肝（fatty liver）　编号 9

脂肪变性的肝经苏丹Ⅲ染色后呈橘红色。

二、组织切片

No.10　肝脂肪变性（hepatic steatosis）（图 1-2-5-A，图 1-2-5-B）

组织辨认：

辨认肝组织的正常结构，门管区（小叶间动脉、小叶间静脉、小叶间胆管）、中央静脉、肝小叶基本结构和范围。

观察要点：

大部分肝细胞体积明显增大，胞质内出现大小不等的空泡（因制片过程中脂滴被乙醇、二甲苯等有机溶剂溶解而形成），空泡边界清楚，呈球形，大者可以充满整个细胞将胞核挤至一侧。因肝细胞体积增大，肝血窦略变窄，扭曲而不规则。

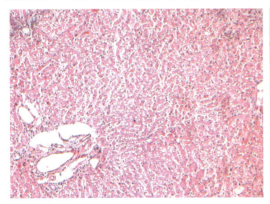

图 1-2-5-A　肝脂肪变性（hepatic steatosis）　No.10

低倍镜下观察肝组织内肝小叶和门管区存在，可见大部分细胞内有脂肪空泡。

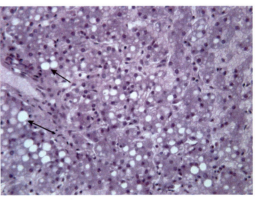

图 1-2-5-B　肝脂肪变性（hepatic steatosis）　No.10

高倍镜下，可见脂肪空泡位于肝细胞胞质中（箭头所示），较大的空泡可以占据整个细胞，将胞核推至一侧。

实习二　坏死、肉芽组织
Practice 2　Necrosis，Granulation Tissue

大体标本		组织切片	
编号 5	脾贫血性梗死	No.87	脾细动脉玻璃样变性
编号 10	足干性坏疽	No.71	干酪性肺炎
编号 11	阿米巴肝脓肿	No.12	肉芽组织
编号 12	肺结核球		
编号 97	脾包膜玻璃样变性（糖衣脾）		

一、大体标本

参见图 1-2-6 ～图 1-2-10。

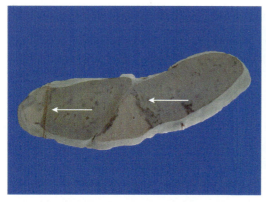

图 1-2-6　脾贫血性梗死（anemic infarct of spleen）　编号 5

脾切面见两个灰白色梗死区，边界清楚，呈三角形，底边靠近包膜，尖端指向脾门，与周边正常组织交界部可见充血出血带。

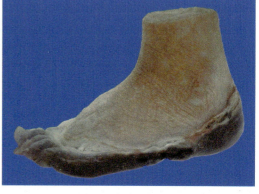

图 1-2-7　足干性坏疽（dry gangrene of foot）　编号 10

足部发生大块坏死，主要累及足趾及足底，继发腐败菌感染，坏死区干燥皱缩呈黑色，与正常组织分界清楚。

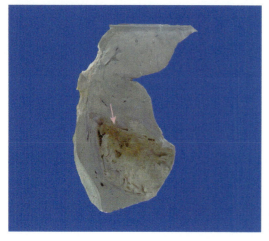

图 1-2-8　阿米巴肝脓肿（hepatic amebic abscess）　编号 11

肝切面见液化性坏死形成的囊腔，囊壁上附有尚未彻底液化坏死的结缔组织、血管、胆管等，呈破絮状。

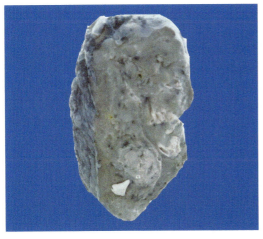

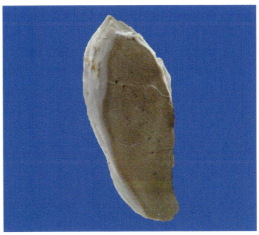

图 1-2-9　肺结核球（pulmonary tuberculoma）
编号 12

图 1-2-10　脾包膜玻璃样变性（hyaline degeneration of spleen capsule）　编号 97

肺切面见一个圆形病灶，边界清楚，直径约 2.5cm，坏死物质呈灰黄色，质地均匀细腻似干酪，故称干酪样坏死。周围有纤维结缔组织包裹坏死物质。

脾包膜明显增厚，局部包膜厚度可达 3～5mm，因发生玻璃样变性而变得致密、均质、半透明，似毛玻璃。整个脾如同覆有厚层糖衣，故又名糖衣脾（sugar coating spleen）。

二、组织切片

No.87　脾细动脉玻璃样变性（hyaline degeneration in arterioles of spleen），又称脾细动脉硬化（图 1-2-11-A，图 1-2-11-B）

组织辨认：

辨认脾组织的正常结构，脾小梁、红髓、白髓、中央动脉等。

观察要点：

脾小体中央动脉属细动脉，可见其血管壁中有大量均质红染半透明状物质沉积，导致动脉壁明显增厚，管腔狭窄甚至闭塞。

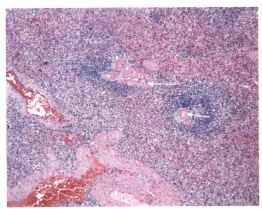

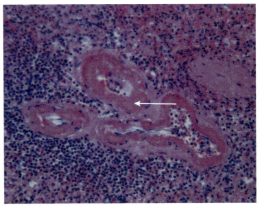

图 1-2-11-A　脾细动脉玻璃样变性（hyaline degeneration in arterioles of spleen）　No.87

图 1-2-11-B　脾细动脉玻璃样变性（hyaline degeneration in arterioles of spleen）　No.87

低倍镜下可见白髓，中央动脉多位于脾小结的一侧，管壁明显增厚。

高倍镜下可见细动脉壁内沉积大量均质红染半透明状的玻璃样物质，导致管壁增厚、管腔狭窄。

No.71　干酪性肺炎（caseous pneumonia）（图 1-2-12-A，图 1-2-12-B）

观察要点：

1. 低倍镜下可见大部分肺泡结构消失，形成红染无结构的物质。

2. 高倍镜下可见细胞发生核固缩、碎裂、溶解。

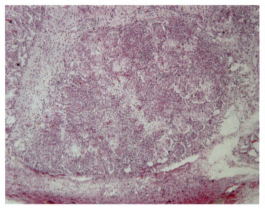 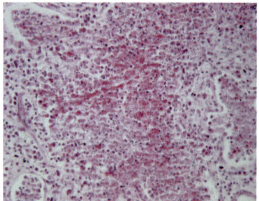

图 1-2-12-A　干酪性肺炎（caseous pneumonia）
No.71

低倍镜下可见大部分肺泡结构消失，形成红染无结构颗粒状物质。

图 1-2-12-B　干酪性肺炎（caseous pneumonia）
No.71

高倍镜下可见肺泡结构消失，仅有少量肿胀细胞轮廓残留，细胞发生核固缩、碎裂、溶解。

No.12　肉芽组织（granulation tissue）（图 1-2-13-A，图 1-2-13-B）

观察要点：

1. 低倍镜　可见肉芽组织表面有坏死及炎性渗出物，基底部为大量瘢痕组织。

2. 高倍镜

（1）大量新生的毛细血管，垂直于创面生长。部分新生毛细血管管腔扩张，内皮细胞核体积大，呈椭圆形，向腔内突出；部分新生毛细血管呈实性条索状，无管腔或管腔狭窄。

（2）新生毛细血管周围有许多成纤维细胞，呈短梭形、星形或椭圆形，其胞质丰富，淡染，核卵圆形，核染色较浅，核仁明显。可见纤维细胞，呈梭形，核呈长梭形，染色深，核仁不明显。还可见数量不等的胶原纤维，呈红染细丝状、条纹状。

（3）炎症细胞，如淋巴细胞、浆细胞、巨噬细胞、中性粒细胞等。

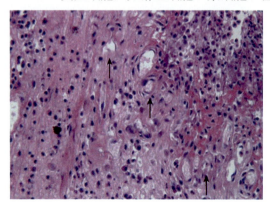

图 1-2-13-A　肉芽组织（granulation tissue）
No.12

肉芽组织的三个重要成分：新生的毛细血管、成纤维细胞和一定量的炎症细胞。图中箭头所示为新生毛细血管。

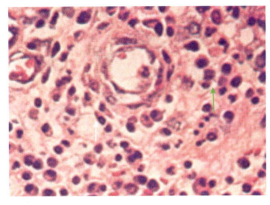

图 1-2-13-B　肉芽组织（granulation tissue）

No.12

此图中白色箭头所示为成纤维细胞；绿色箭头所示为炎症
细胞。

【本章小结】

本章是病理学最基础的一章，通过实验观察可更好地掌握理论知识点，深化对各个概念的理解和认识。

适应包括四个类型：萎缩、肥大、增生、化生。

变性（可逆性损伤）：通过对脂肪变性和玻璃样变性的大体和镜下改变的观察，理解变性的病变特征及转归。

坏死的类型：包括凝固性坏死、液化性坏死、干酪样坏死、坏疽。掌握概念和病变特征、发生条件及转归。

修复：通过对肉芽组织的观察掌握纤维性修复的过程、肉芽组织的组成和形态特征及其转归。

（徐若冰　陈苗苗）

第三章　局部血液循环障碍
Chapter 3　Local Hemodynamic Disorder

【目的要求】

1. 知识目标
（1）能够解释淤血的概念、原因和后果，归纳肝淤血、肺淤血的病变。
（2）能够解释血栓形成的概念，总结其发生的条件、结局及对机体的影响。
（3）能够解释栓塞、栓子的概念，应用栓子的运行途径，归纳血栓性栓塞的危害。
（4）能够解释梗死的概念，总结其病变及类型。
（5）能够说出栓塞的类型以及气体栓塞、脂肪栓塞、羊水栓塞对机体的影响。

2. 技能目标
（1）能够应用慢性肺淤血、慢性肝淤血的病变特点解释患者的临床表现及后果。
（2）能够应用栓子运行途径，联系分析栓子对机体的危害。
（3）能够应用梗死的形态、结局及部位分析其对机体的危害。
（4）能够绘制慢性肺淤血的镜下示意图。

3. 情感、态度和价值观目标
（1）能够建立良好的职业行为能力，在诊疗过程中学会与患者及其家属沟通。
（2）能够认同健康的生活方式。

【实验内容】

1. 学习淤血的形态特点及后果。
2. 学习血栓的类型、形态特点和结局。
3. 学习梗死的类型和形态特点。
4. 实验类型　基础性实验。

实习三　充血、淤血、血栓形成、栓塞和梗死
Practice 3　Hyperemia, Congestion, Thrombosis, Embolism and Infarction

大体标本		组织切片	
编号98	慢性肺淤血	No.1	慢性肺淤血
编号1	慢性肝淤血	No.4	混合血栓
编号35	正常心脏	No.7	脾贫血性梗死
编号36	急性风湿性疣型心内膜炎	No.8	肺出血性梗死

大体标本		组织切片
编号 4	肠系膜静脉内血栓	
编号 5	脾贫血性梗死	
编号 6	肺出血性梗死	

一、大体标本

参见图 1-3-1 ～图 1-3-7。

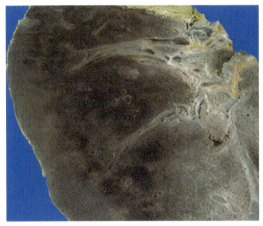

图 1-3-1　慢性肺淤血（chronic congestion of lung）　编号 98

肺体积增大，被膜紧张，切面呈棕褐色，肺质地变硬，又称为"肺褐色硬变"。

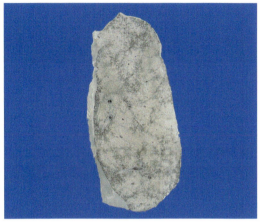

图 1-3-2　慢性肝淤血（chronic congestion of liver）　编号 1

肝体积增大，被膜紧张，边缘钝圆，切面见斑纹状棕褐色淤血区，在淤血区之间的脂肪变性的肝组织呈黄白色，由于棕褐色与黄白色相间，犹如中药槟榔的切面，故称"槟榔肝"。

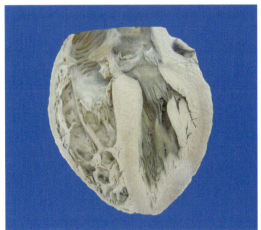

图 1-3-3　正常心脏（normal heart）　编号 35

各心瓣膜正常、柔软、菲薄、表面光滑，瓣叶间无粘连，腱索细长而光滑。

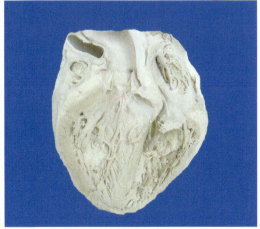

图 1-3-4　急性风湿性疣型心内膜炎（acute rheumatic verrucous endocarditis）　编号 36

心脏瓣膜闭锁缘见灰白色疣状赘生物，呈串珠状排列，与瓣膜附着紧密，不易脱落（赘生物是什么血栓？）。

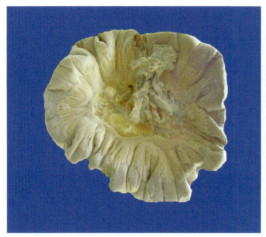

图 1-3-5 肠系膜静脉内血栓（thrombus of mesenteric vein） 编号 4

肠系膜静脉内有长条索状物（为哪种类型的血栓？）阻塞管腔，血栓干燥并与管壁粘连，肠管肿胀、增粗，呈暗紫色（肠的此种改变属于何种病变？）。

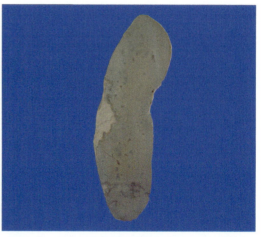

图 1-3-6 脾贫血性梗死（anemic infarct of spleen） 编号 5

脾肿大，切面近被膜处见灰白色三角形病灶，病灶尖端指向脾门，底朝向被膜，周围有一暗红色充血出血带，梗死灶与周围组织界线清楚。

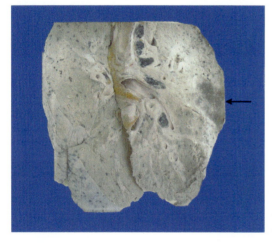

图 1-3-7 肺出血性梗死（hemorrhagic infarct of lung） 编号 6

肺切面可见一楔形暗红色病灶，病灶尖端指向肺门，底朝向肺膜，周围充血出血带不明显。

二、组织切片

No.1 慢性肺淤血（chronic congestion of lung）（图 1-3-8-A，图 1-3-8-B）

观察要点：

1. 肺泡壁增厚，肺泡壁毛细血管及小静脉扩张，充满红细胞。

2. 肺泡腔内可见一些体积较大、胞质内充满棕黄色颗粒（含铁血黄素）的巨噬细胞，即心衰细胞。有的巨噬细胞吞噬了吸入的黑色灰尘，为尘细胞，需与心衰细胞鉴别。少数肺泡腔内可见少量水肿液及数量不等的红细胞。

3. 肺泡壁结缔组织轻度增生，有的切片肺膜增厚。

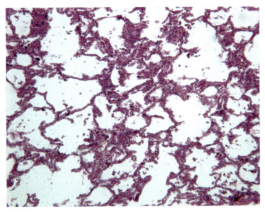

图 1-3-8-A 慢性肺淤血（chronic congestion of lung） No.1

肺泡壁增厚，肺泡壁毛细血管及小静脉扩张，充满红细胞。

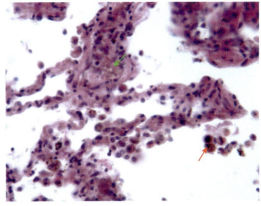

图 1-3-8-B 慢性肺淤血（chronic congestion of lung） No.1

绿色箭头所示：淤血的小静脉；红色箭头所示：心衰细胞。

No.4 混合血栓（mixed thrombus）（图 1-3-9-A，图 1-3-9-B）

组织辨认：

管壁可见内皮细胞、内膜层、中膜环形平滑肌层及较厚的外膜层，为大静脉。

观察要点：

1. 血管腔中可见一团块状物质阻塞管腔，部分边缘与血管壁粘连、附着，此即血栓。

2. 血栓由白色血栓和红色血栓交替组成。白色血栓主要为血小板，呈细颗粒状，表面附有一定数量的白细胞。红色血栓为血小板小梁之间粉红色细丝状纤维蛋白连接成网，大量的红细胞及少量白细胞被网罗其中，因大量红细胞遮盖，呈深红色。

3. 部分区域可见肉芽组织从静脉内膜向血栓内生长，为早期机化。

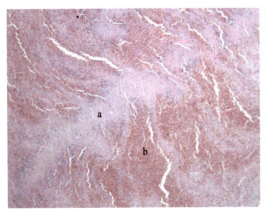

图 1-3-9-A 混合血栓（mixed thrombus） No.4

a. 白色血栓；b. 红色血栓

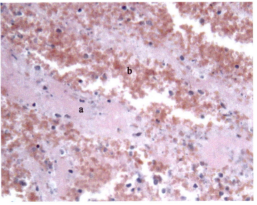

图 1-3-9-B 混合血栓（mixed thrombus） No.4

a. 血小板小梁，小梁表面附有一定数量的白细胞；b. 纤维蛋白网及被网罗其中的红细胞及白细胞

No.7　脾贫血性梗死（anemic infarct of spleen）（图 1-3-10-A，图 1-3-10-B）

组织辨认：

实质性器官，可见脾小梁及脾小结等，为脾组织。

观察要点：

1. 可见一红染区为蓝染区所围绕，该红染区即为梗死部位。将梗死区与附近正常脾组织对比观察，可见梗死区内原有脾结构完全丧失，细胞核固缩、碎裂、溶解，部分胞质凝固崩解，代之以一片红染无结构物质。梗死区内无出血现象，故属贫血性梗死（有部分切片属于脾出血性梗死，与贫血性梗死如何区分？发生条件如何？）。

2. 梗死区周围小血管代偿性扩张、充血、出血，并有少许炎症细胞浸润（为肉眼所见的暗红色充血出血带）。

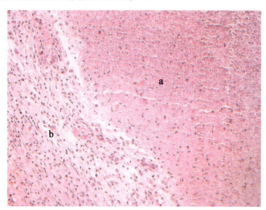

图 1-3-10-A　脾贫血性梗死（anemic infarct of spleen）　No.7

a. 梗死区；b. 充血出血带

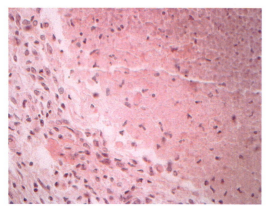

图 1-3-10-B　脾贫血性梗死（anemic infarct of spleen）　No.7

梗死区内原有脾结构完全丧失，可见核固缩、碎裂、溶解，部分胞质凝固崩解。

No.8　肺出血性梗死（hemorrhagic infarct of lung）（图 1-3-11-A，图 1-3-11-B）

观察要点：

1. 见一深红色的病变区，该区域即为梗死区。梗死区肺组织坏死，可见核固缩、核碎裂、核溶解，但肺泡轮廓可辨。梗死区域内充满红细胞，为出血性梗死。

2. 病变区周围肺组织显著充血。

3. 部分切片周围肺组织血管腔中可见癌细胞团（为梗死的原因）。

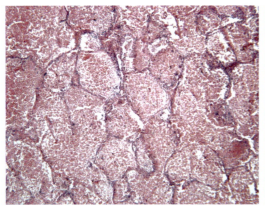

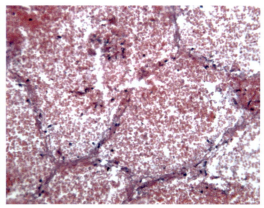

图 1-3-11-A　肺出血性梗死（hemorrhagic infarct of lung）　No.8

病变区肺组织坏死，但肺泡轮廓可辨，坏死区域内充满红细胞。

图 1-3-11-B　肺出血性梗死（hemorrhagic infarct of lung）　No.8

病变区肺组织坏死，可见核固缩、碎裂、溶解，肺泡轮廓可辨，坏死区域内充满红细胞。

【本章小结】

1. 血栓形成记什么，概念必须牢记住。三因四类三结局，一分为二看后果。

2. 血管受损血流慢，血质改变血栓成。要问机制在何处，凝集或者加凝固。

3. 栓子运行途径为左心、动脉到全身（左心栓子包括肺静脉来的栓子），静脉、右心到肺，胃肠静脉流到肝，逆行交叉也莫忘。

（华海蓉）

第四章 炎 症
Chapter 4 Inflammation

【目 的 要 求】

1. 知识目标
（1）能够解释炎症的概念，归纳炎症的局部基本病理变化。
（2）能够判断炎症的组织学类型及其主要特征。
（3）能够总结炎症的三种基本病变。
（4）能够归纳各种白细胞的形态和功能。

2. 技能目标
（1）能够应用化脓性炎的病变特点、结局解释临床表现。
（2）能够比较脓肿与蜂窝织炎的区别。
（3）能够归纳增生性炎的病变特点。
（4）能够绘制急性蜂窝织炎性阑尾炎的镜下示意图。

3. 情感、态度和价值观目标
能够逐渐学会采用辩证法的规律治疗疾病，增强职业技能。

【实 验 内 容】

1. 学习炎症的三种基本病变，观察炎性充血、水肿和各种炎症细胞的形态特点。
2. 学习炎症的类型和结局。
3. 实验类型 基础性实验。

实习四 炎症的基本病变
Practice 4 Basic Pathological Changes of Inflammation

	大体标本		组织切片
编号 16	急性化脓性阑尾炎	No.15	急性蜂窝织炎性阑尾炎
编号 14	纤维蛋白性心包炎（绒毛心）	No.16	慢性宫颈炎（宫颈炎性息肉）
编号 15	细菌性痢疾		
编号 80	阿米巴结肠炎		
编号 11	阿米巴肝脓肿		
编号 87	心包粘连		

一、大体标本

参见图 1-4-1 ～图 1-4-6。

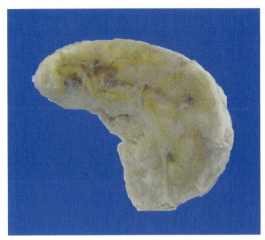

图 1-4-1 急性化脓性阑尾炎（acute suppurative appendicitis） 编号 16

阑尾明显增粗，充血，出血，表面有脓苔覆盖。

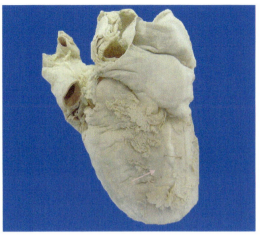

图 1-4-2 纤维蛋白性心包炎（绒毛心）（fibrinous pericarditis） 编号 14

心包的脏、壁两层表面覆盖灰白色绒毛状纤维蛋白性渗出物，又称"绒毛心"。

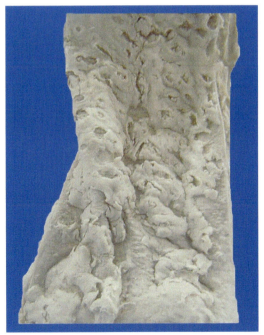

图 1-4-3 细菌性痢疾（bacillary dysentery） 编号 15

结肠黏膜表面弥漫覆盖一层灰白色的假膜状渗出物，局部假膜脱落后，形成许多浅小的溃疡，其特点为：溃疡多、小、浅，溃疡间无正常的黏膜。

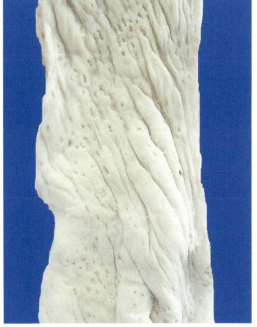

图 1-4-4 阿米巴结肠炎（amebic colitis） 编号 80

结肠黏膜表面有许多散在分布的小溃疡，其特点为：溃疡大小、深浅不一，口小底大，呈烧瓶状，溃疡之间有正常的黏膜。

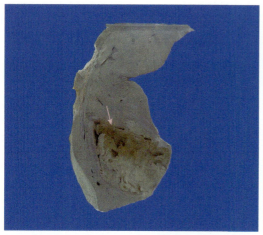

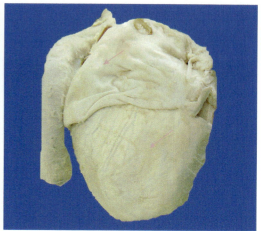

图 1-4-5　阿米巴肝脓肿（hepatic amebic
abscess）　编号 11

肝右叶见一巨大坏死囊腔，囊壁坏死组织呈破絮状。

图 1-4-6　心包粘连（pericardial adhesion）
编号 87

心包的脏、壁两层粘连，心包腔消失。

二、组织切片

No.15　急性蜂窝织炎性阑尾炎（acute phlegmonous appendicitis）（图 1-4-7-A ～ 图 1-4-7-D）

切片为阑尾的横断面，管壁比正常阑尾壁厚，阑尾一侧附有系膜组织。

组织辨认：

管腔从内向外，可见四层管壁结构，分别为：黏膜层、黏膜下层、肌层和浆膜层，黏膜固有层和黏膜下层内淋巴组织非常丰富，故为阑尾组织。

观察要点：

1. 部分黏膜上皮细胞坏死脱落（炎性变质）。

2. 阑尾壁各层及系膜炎性充血，部分有出血（炎性充血）。

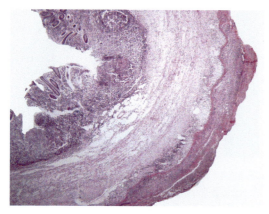

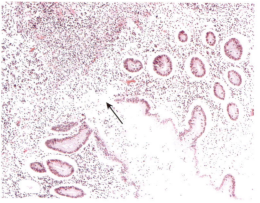

图 1-4-7-A　急性蜂窝织炎性阑尾炎（acute
phlegmonous appendicitis）　No.15

阑尾壁各层炎症细胞浸润，浆膜层炎性充血。

图 1-4-7-B　急性蜂窝织炎性阑尾炎（acute
phlegmonous appendicitis）　No.15

箭头所示：部分黏膜上皮细胞坏死脱落。

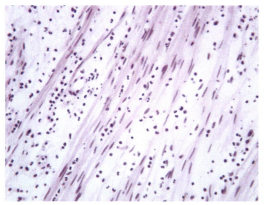 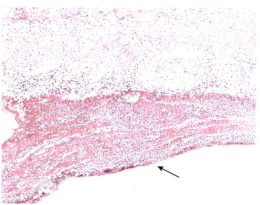

图 1-4-7-C 急性蜂窝织炎性阑尾炎（acute phlegmonous appendicitis） No.15

肌层炎性水肿，中性粒细胞浸润。

图 1-4-7-D 急性蜂窝织炎性阑尾炎（acute phlegmonous appendicitis） No.15

箭头所示：浆膜层表面纤维蛋白渗出和脓细胞。

3. 浆膜层及肌层炎性水肿，浆膜层结缔组织结构疏松，肌层肌纤维分离，间隙加宽，尤以肌层明显。

4. 阑尾壁各层弥漫性中性粒细胞浸润，还可见脓细胞、少量嗜酸性粒细胞等。

5. 浆膜层表面有红染细丝状的纤维蛋白和大量脓细胞。

No.16 慢性宫颈炎（宫颈炎性息肉）（chronic cervicitis, chronic inflammatory polyp of cervix）（图 1-4-8-A，图 1-4-8-B）

标本取自在慢性宫颈炎基础上形成的炎性息肉，本切片全部为息肉组织。

组织辨认：

根据息肉被覆高柱状上皮，上皮增生向内反折成深皱襞，并形成分支管状黏液腺等特点，判断标本来自宫颈组织。

观察要点：

1. 息肉表面被覆高柱状上皮，部分细胞可见纤毛。

2. 黏液腺体增生，部分腺腔显著扩张，其内充满黏液，血管扩张、充血，水肿。

3. 肉芽组织增生，大量淋巴细胞、浆细胞浸润。

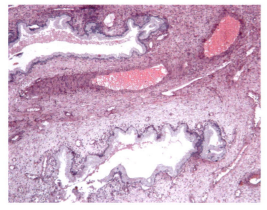

图 1-4-8-A 慢性宫颈炎（宫颈炎性息肉）（chronic cervicitis, chronic inflammatory polyp of cervix） No.16

黏液腺体增生，部分腺腔显著扩张，其内充满黏液，血管扩张、充血。

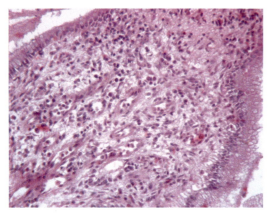

图 1-4-8-B　慢性宫颈炎（宫颈炎性息肉）（chronic cervicitis, chronic inflammatory polyp of cervix）No.16

肉芽组织增生，大量淋巴细胞、浆细胞浸润。

实习五　炎症的分类和结局
Practice 5　Classification and Result of Inflammation

大体标本		组织切片	
编号 17	肺脓肿	No.14	肺脓肿
编号 89	脑脓肿	No.44	异物肉芽肿
编号 84	慢性胆囊炎	No.75	慢性胆囊炎
编号 88	肠粘连		

一、大体标本

参见图 1-4-9 ～图 1-4-12。

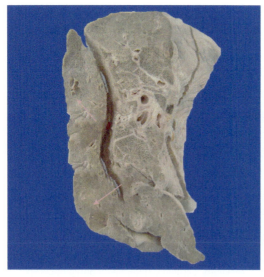

图 1-4-9　肺脓肿（lung abscess）　编号 17

肺切面可见数个类圆形的黄色脓肿，直径 0.5cm 左右。

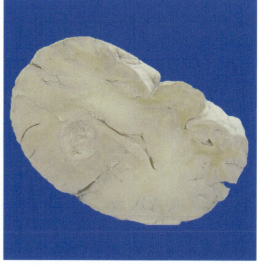

图 1-4-10　脑脓肿（brain abscess）　编号 89

脑实质内有一个直径 3.5cm 的脓肿，内含黏稠的黄白色脓液。

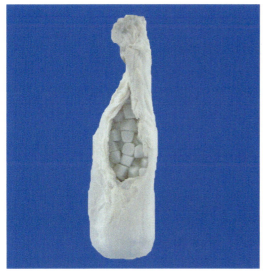

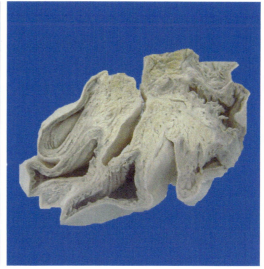

图 1-4-11　慢性胆囊炎（chronic cholecystitis）
编号 84

图 1-4-12　肠粘连（ankylenteron）　编号 88

小肠肠曲粘连。

胆囊壁明显增厚，囊内有数枚结石。

二、组织切片

No.14　肺脓肿（lung abscess）（图 1-4-13-A，图 1-4-13-B）

组织辨认：

实质器官，镜下见肺泡结构，为肺组织。

观察要点：

1. 肉眼观察切片，见肺组织内有一红染病变区，即为肺脓肿病变。

2. 靠近肺膜下的局部肺组织坏死形成脓肿。

3. 肺脓肿腔内有大量中性粒细胞、脓细胞和少量巨噬细胞，此外还有红染的脓清和蓝染的细菌菌落。

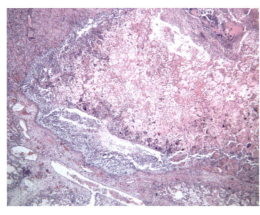

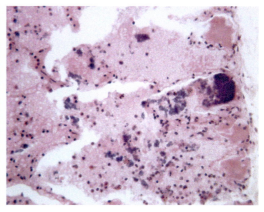

图 1-4-13-A　肺脓肿（lung abscess）　No.14

肺内见境界清楚的脓肿病灶，脓腔内充满脓液。

图 1-4-13-B　肺脓肿（lung abscess）　No.14

脓肿腔内有大量脓细胞、脓清、细菌菌落等。

4. 脓肿病灶边界清楚，可见由少量增生的结缔组织构成的脓肿壁，脓肿壁充血、水肿和中性粒细胞浸润。

5. 肺膜增厚，纤维蛋白和脓细胞渗出，形成化脓性胸膜炎。

No.44 异物肉芽肿（foreign body granuloma）（图 1-4-14-A，图 1-4-14-B）

标本取自颈部，因手术缝线残留引起明显异物反应。

组织辨认：

可见被结缔组织分隔的横纹肌束和残存的甲状腺组织。

观察要点：

1. 可见由缝线、异物巨细胞、成纤维细胞、淋巴细胞等组成的异物肉芽肿。

2. 异物巨细胞体积较大，呈圆形或不规则形状，胞质丰富，细胞核可多达数十个。异物巨细胞常包绕异物，有些异物巨细胞胞质内可见被吞噬的手术缝线。

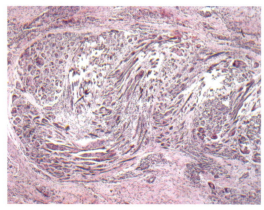
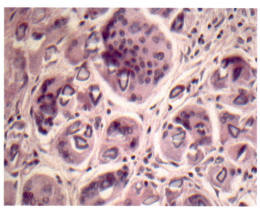

图 1-4-14-A　异物肉芽肿（foreign body granuloma）　No.44

境界清楚的异物肉芽肿。

图 1-4-14-B　异物肉芽肿（foreign body granuloma）　No.44

异物巨细胞胞质内可见吞噬的缝线。

No.75 慢性胆囊炎（chronic cholecystitis）（图 1-4-15-A，图 1-4-15-B）

组织辨认：

管壁从内向外分为三层：黏膜层、肌层、外膜。黏膜层被覆单层柱状上皮（大部分已萎缩，消失），黏膜固有层为薄层结缔组织，肌层为内纵、外环两层平滑肌，外膜为较厚的结缔组织，属胆囊组织。

观察要点：

1. 黏膜表面被覆的单层柱状上皮大部分萎缩，消失。相反，黏膜上皮向下方增生凹陷，称为罗-阿窦（Rokitansky-Aschoff sinus）。

2. 胆囊结缔组织增生，血管腔扩张充血，慢性炎症细胞浸润，偶见中性粒细胞、嗜酸性粒细胞。

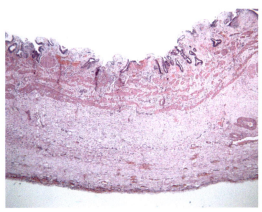

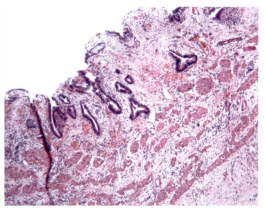

图 1-4-15-A　慢性胆囊炎（chronic cholecystitis）　　　图 1-4-15-B　慢性胆囊炎（chronic cholecystitis）

　　　　　　　No.75　　　　　　　　　　　　　　　　　　　　　　　　No.75

胆囊结缔组织增生，增厚。　　　　　　　　　　　　　　大部分黏膜上皮萎缩、消失，黏膜上皮向下增生凹陷，形成
　　　　　　　　　　　　　　　　　　　　　　　　罗-阿窦。

【本章小结】

炎症的共性：

一对矛盾：损伤和抗损伤反应的对立统一，决定着炎症反应的经过和结局。

二类致炎因子：生物性致炎因子、非生物性致炎因子。

三种基本病变及据此对炎症进行的分类：变质、渗出、增生（变质性炎、渗出性炎、增生性炎）。

四个全身反应：发热、外周血白细胞变化、单核吞噬细胞系统增生、实质器官病变。

五项局部表现：红、肿、热、痛、功能障碍。

（解丽琼）

第五章 肿　　瘤

Chapter 5　Tumor

【目 的 要 求】

1. 知识目标

（1）能够比较良性肿瘤与恶性肿瘤的区别，癌与肉瘤的区别。

（2）能够归纳肿瘤的生长方式、肿瘤的扩散和转移。

（3）能够应用肿瘤的命名原则和肿瘤的分类原则。

2. 技能目标

（1）能够说出肿瘤的一般形态与结构特点。

（2）能够判断肿瘤的组织结构和细胞异型性。

（3）能够归纳上皮组织和间叶组织肿瘤的病变特点。

（4）能够绘制恶性肿瘤细胞异型性的镜下示意图。

3. 情感、态度和价值观目标

（1）能够建立健康的生活方式，预防癌症。

（2）能够形成强健的体魄，践行健康中国的宗旨。

【实 验 内 容】

1. 学习肿瘤的异型性、良恶性肿瘤的形态特点和上皮性肿瘤的特点。

2. 学习肿瘤的浸润、转移环节、转移途径和转移规律以及肿瘤的分类。

3. 实验类型　基础性实验。

【观 察 方 法】

1. 肿瘤大体标本的观察要点

（1）肿瘤的大小、形状、颜色、质地和数量。

（2）肿瘤表面：有无包膜，与周围邻近组织界线是否清楚。

（3）肿瘤切面：颜色、性状、有无出血及坏死。

（4）有无转移，有无浸润。

2. 肿瘤切片的观察要点

（1）辨认肿瘤组织来源。

（2）判断肿瘤的良、恶性。

（3）确定是原发瘤还是转移瘤。

实习六　肿瘤的形态特点、分类
Practice 6　Morphological Specificity
and Classification of Tumors

大体标本		组织切片	
编号 22	骨肉瘤	No.22	皮肤乳头状瘤
编号 24	皮肤乳头状瘤	No.24	皮肤鳞状细胞癌
编号 25	皮肤鳞状细胞癌	No.17	骨肉瘤
编号 19	脂肪瘤		
编号 20	纤维瘤		
编号 21	纤维肉瘤		
编号 26	阴茎癌		
编号 27	肠腺瘤		
编号 28	结（直）肠癌		

一、大体标本

参见图 1-5-1 ～图 1-5-9。

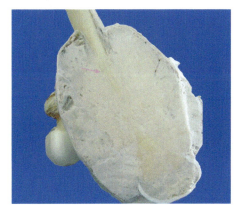

图 1-5-1　骨肉瘤（osteosarcoma）　编号 22
股骨下端可见巨大梭形肿块，切面骨皮质被肿瘤破坏；肿瘤组织呈灰红色，浸润性生长；与周围组织分界不清。

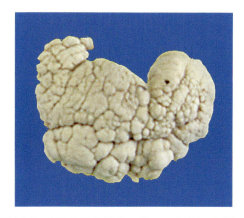

图 1-5-2　皮肤乳头状瘤（papilloma of skin）　编号 24
肿瘤外生性生长，呈乳头状，根部较窄，切面未见浸润性生长。

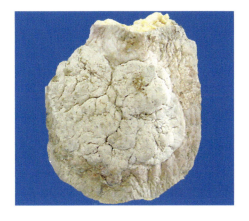

图 1-5-3　皮肤鳞状细胞癌（squamous cell
carcinoma of skin）　编号 25
癌组织外生-浸润性生长，呈菜花状，伴有溃疡形成。

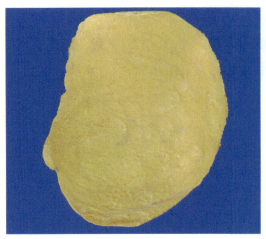

图 1-5-4　脂肪瘤（lipoma）　编号 19

肿瘤呈类圆形或分叶状，切面淡黄色，似正常脂肪组织，包膜完整。

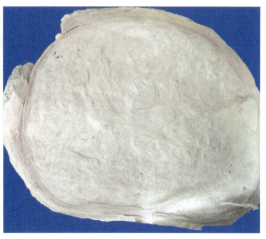

图 1-5-5　纤维瘤（fibroma）　编号 20

肿瘤呈类球形，色灰白，切面呈编织状、质硬，包膜完整。

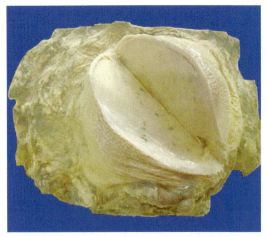

图 1-5-6　纤维肉瘤（fibrosarcoma）　编号 21

肿瘤为不规则团块状，切面质地细腻，新鲜时呈粉红色鱼肉状，无包膜或只有假包膜，常有出血、坏死。

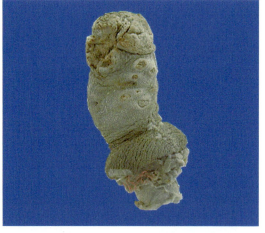

图 1-5-7　阴茎癌（carcinoma of penis）　编号 26

龟头部可见灰白色菜花状肿块，或向下蔓延至阴茎，癌组织呈浸润性生长，质较硬。

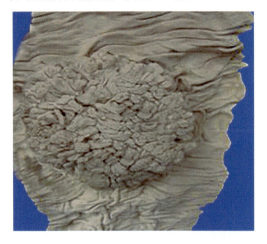

图 1-5-8　肠腺瘤（adenoma of intestine）　编号 27

肿瘤呈绒毛状、息肉状或乳头状，与肠壁分界清楚。肿瘤由肠黏膜表面突向肠腔，可不同程度阻塞肠腔。

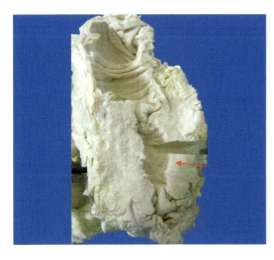

图 1-5-9 结（直）肠癌［cancer of colon（rectum）］
编号 28

结（直）肠切面见灰白色癌组织呈浸润性生长，肠壁明显增厚，肠黏膜表面可见结节状突起，肠腔狭窄。

二、组织切片

No.22 皮肤乳头状瘤（papilloma of skin）（图 1-5-10-A，图 1-5-10-B）
观察要点：

1. 辨认肿瘤的组织来源 可见复层扁平上皮及真皮结构，属皮肤组织。

2. 细胞异常增生，外生性生长 横断面乳头呈圆形或长圆形，中轴为结缔组织间质，内有血管。外被的鳞状上皮增生，细胞层次较正常增多，基膜完整。

3. 异型性小 肿瘤细胞形态与正常鳞状上皮细胞相似，排列稍紊乱。

4. 间质分布于细胞集团之间，间质内血管扩张，淋巴细胞、浆细胞浸润。

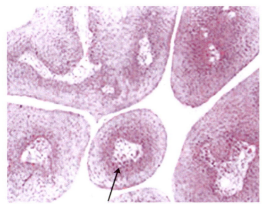

图 1-5-10-A 皮肤乳头状瘤（papilloma of skin）
No.22

箭头所示：实质——异常增生的鳞状上皮。

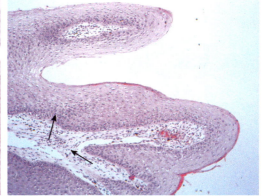

图 1-5-10-B 皮肤乳头状瘤（papilloma of skin）
No.22

黑色箭头所示：间质——结缔组织，实质与间质分界清楚。

No.24 皮肤鳞状细胞癌（squamous cell carcinoma of skin）（图 1-5-11-A，图 1-5-11-B）
观察要点：

1. 低倍镜下 先找到正常的皮肤组织。

2. 细胞异常增生，浸润性生长 部分鳞状上皮细胞恶性增生，向下浸润性生长，呈条索状（癌索）或团块状（癌巢）。

3. 异型性大 见明显组织异型性和细胞异型性，有些细胞团块内有成层、红染角化物质，呈洋葱样排列，形成"角化珠（癌珠）"。

4. 间质分布于肿瘤细胞集团之间，结缔组织增生，血管增多，慢性炎性细胞浸润，实质、间质分界清楚。

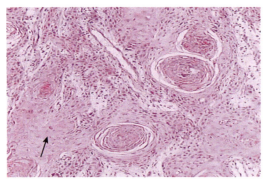

图 1-5-11-A 皮肤鳞状细胞癌（squamous cell carcinoma of skin） No.24

箭头所示：癌巢。间质，分布于癌巢之间。

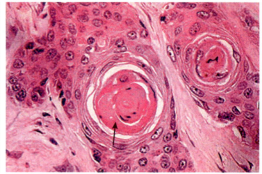

图 1-5-11-B 皮肤鳞状细胞癌（squamous cell carcinoma of skin） No.24

箭头所示：角化珠（癌珠）。

No.17 骨肉瘤（osteosarcoma）（图 1-5-12-A，图 1-5-12-B）
观察要点：

1. 辨认肿瘤的组织来源 可见散在染成粉红色片状均质的骨样基质及部分瘤细胞略相似于成骨细胞，属骨组织来源。

2. 异型性大 细胞大小不等，奇形怪状；细胞核增大，核数目增多，核内染色质粗细不等，核深染。可见多核瘤巨细胞，病理性核分裂象多见。

3. 间质分散于实质细胞之间，两者无明显分界。

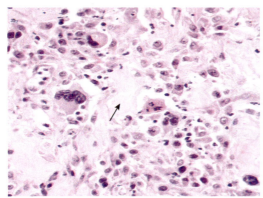

图 1-5-12-A 骨肉瘤（osteosarcoma） No.17

箭头所示：骨样基质。

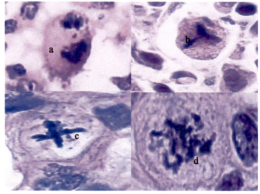

图 1-5-12-B 病理性核分裂象（pathological mitotic figure） No.17

a. 不对称性核分裂；b. 三极核分裂；c. 多极性核分裂；d. 顿挫性核分裂。

实习七 肿瘤的浸润和转移
Practice 7 Invasion and Metastasis of Tumors

大体标本		组织切片	
编号 29	淋巴结转移性癌	No.18	纤维瘤
编号 30	肺转移性癌	No.20	纤维肉瘤
编号 85	肝转移性癌	No.84	淋巴结转移性癌
编号 23	胸膜种植性转移性癌		
编号 61	子宫平滑肌瘤		
编号 62①	卵巢囊腺瘤①浆液性		
编号 62②	卵巢囊腺瘤②黏液性		
编号 63	卵巢畸胎瘤		
编号 107	黑色素瘤		

一、大体标本

参见图 1-5-13 ～图 1-5-21。

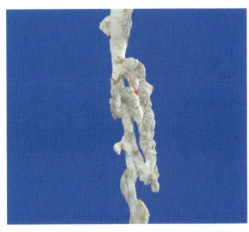

图 1-5-13 淋巴结转移性癌（metastatic carcinoma of lymph node） 编号 29

血管周围淋巴结肿大、变硬，相互粘连或融合，切面灰白色，失去淋巴结正常结构。

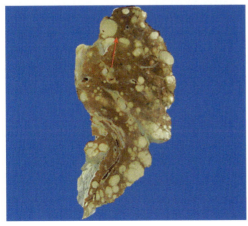

图 1-5-14 肺转移性癌（metastatic carcinoma of lung） 编号 30

肺脏体积增大，切面有多个大小不等、圆形或类圆形灰白色结节，边界较清楚。

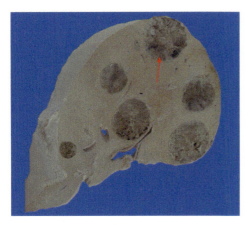

图 1-5-15　肝转移性癌（metastatic carcinoma of liver）　编号 85

肝脏表面及切面有多个暗红色转移性癌结节，有的小结节可融合成较大的结节；表面者可见"癌脐"形成。

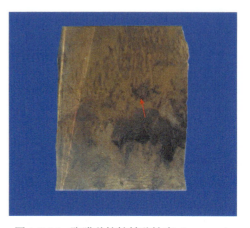

图 1-5-16　胸膜种植性转移性癌（metastatic carcinoma of implantation of pleura）　编号 23

胸膜壁层内面可见淡黄色或淡棕色斑块状突起，大小不等，为肺癌突破胸膜脏层后，癌细胞种植到胸膜壁层所引起的种植性转移。

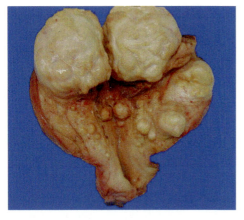

图 1-5-17　子宫平滑肌瘤（leiomyoma of the uterus）　编号 61

子宫体积增大，可见多个结节，大小不一，质地较硬，边界清楚，切面呈灰白色编织状。

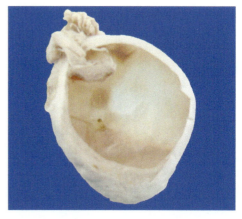

图 1-5-18　卵巢浆液性囊腺瘤（ovarian serous cystadenoma）　编号 62 ①

卵巢组织全部被肿瘤占据，切面多为单房，内壁光滑，囊内为透明色浆液，切开时已流出。

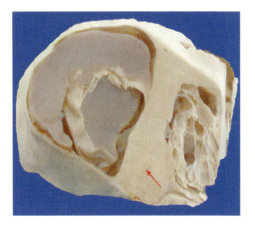

图 1-5-19　卵巢黏液性囊腺瘤（ovarian mucus cystadenoma）　编号 62 ②

卵巢组织大部被肿瘤占据，切面多为多房，内壁光滑，囊内含灰白色半透明胶冻状黏液。

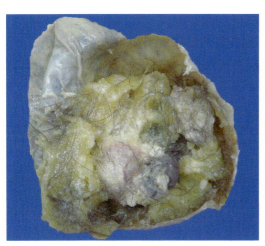

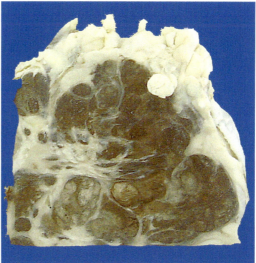

图 1-5-20 卵巢畸胎瘤（ovarian teratoma）
编号 63

肿瘤呈囊性，囊腔内可见皮脂、毛发，甚至可见牙齿。

图 1-5-21 黑色素瘤（melanoma） 编号 107

肿瘤呈浸润性生长，切面色黑，呈分叶状，有纤维组织间隔。

二、组织切片

No.18 纤维瘤（fibroma）（图 1-5-22-A，图 1-5-22-B）

观察要点：

1. 辨认肿瘤的组织来源 部分细胞似成纤维细胞和纤维细胞，属纤维组织来源。

2. 细胞异常增生 纤维细胞异常增生形成瘤细胞，肿瘤周围有薄层红染纤维包膜。

3. 异型性小 瘤细胞似成纤维细胞和纤维细胞，多呈梭形，胞核圆形或长圆形，淡染，可见核仁。瘤弥漫分布，胶原纤维多，纵横交错，呈编织状排列。

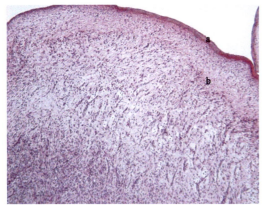

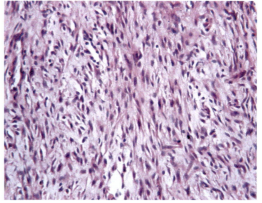

图 1-5-22-A 纤维瘤（fibroma） No.18

a. 纤维包膜；b. 肿瘤组织，似纤维组织

图 1-5-22-B 纤维瘤（fibroma） No.18

瘤细胞异型性小，多呈梭形，胞核圆形或长圆形。

No.20 纤维肉瘤（fibrosarcoma）（图 1-5-23-A，图 1-5-23-B）

观察要点：

1. 低倍镜下 找到部分细胞，似成纤维细胞和纤维细胞。

2. 细胞异常增生 纤维细胞异常增生形成瘤细胞，肿瘤周围无包膜形成。

3. 异型性大 瘤细胞数目增多，大小不一，奇形怪状。核增大，深染，可见瘤巨细胞，核仁增大、增多，病理性核分裂象多见。

4. 间质分布于肿瘤细胞之间，实质与间质分界不清。

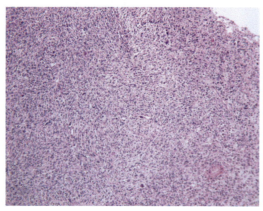

图 1-5-23-A 纤维肉瘤（fibrosarcoma） No.20
瘤细胞数目增多，大小不一。

图 1-5-23-B 纤维肉瘤（fibrosarcoma） No.20
瘤细胞奇形怪状，核大，深染。

No.84 淋巴结转移性癌（metastatic carcinoma of lymph nodes）（图 1-5-24）

观察要点：

1. 标本取自乳腺癌患者的腋窝淋巴结组织。

2. 淋巴结结构部分被破坏，癌组织取而代之。

3. 浸润性生长 癌细胞形成不规则巢状或条索状，细胞异型性明显，核大深染，可见病理性核分裂象。

4. 少数癌细胞排成腺腔样结构，故属腺癌转移。

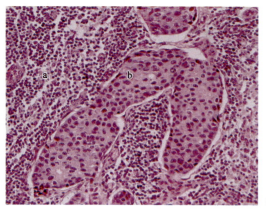

图 1-5-24 淋巴结转移性癌（metastatic carcinoma of lymph node） No.84
a. 淋巴结正常组织；b. 癌巢

【本 章 小 结】

1. 重要概念　肿瘤，异型性，菲尔绍淋巴结（Virchow lymph node），Krukenberg 瘤，恶病质，癌，肉瘤，交界性肿瘤，癌前疾病，异型增生，原位癌，上皮内瘤变，原癌基因，肿瘤抑制基因。

2. 重点内容　肿瘤的生长，肿瘤的扩散，良性肿瘤与恶性肿瘤的区别，癌与肉瘤的鉴别。

3. 恶性肿瘤血行转移途径小结

（1）肺到全身。

（2）全身到肺。

（3）胃肠到肝。

（4）如果发生再转移，则肝、肺经心脏到全身。

（5）胸、腹、腰及骶部瘤细胞经椎静脉丛可到脑和脊椎。

恶性肿瘤可以通过血行转移累及许多器官，但最常受累的器官是肺和肝。临床上判断恶性肿瘤有无血行转移，以确定患者的临床分期和治疗方案时，应做肺及肝的影像学检查。

（阮永华　刘　兰）

第六章　心血管系统疾病
Chapter 6　Disease of Cardiovascular System

【目的要求】

1. 知识目标
（1）能够归纳高血压病的基本病变。
（2）能够归纳风湿病的基本病变、发展过程、分期，比较各期的病变特点。
（3）能够归纳风湿性心肌炎及心内膜炎的病变特点及临床病理联系。
（4）能够说出克山病心肌病变的特点、各型克山病的病变特点及临床表现。

2. 技能目标
（1）能够使用显微镜观察和辨认主动脉粥样硬化及冠状动脉粥样硬化、细动脉硬化性固缩肾、风湿性心肌炎、亚急性感染性心内膜炎的镜下主要病变。
（2）能够绘制细动脉硬化性固缩肾的镜下示意图。

3. 情感、态度和价值观目标
能够重视健康，有健康的生活方式和习惯，强健体魄，预防心脑血管意外的发生。

【实验内容】

1. 学习动脉粥样硬化的基本病理变化，观察主动脉及冠状动脉的动脉粥样斑块大体标本及镜下的形态特点。

2. 学习良性高血压细、小动脉的病变特点，观察并解释细动脉硬化性固缩肾的成因。

3. 学习风湿病的基本病理变化，观察特征性病理变化，即风湿小体的形态特征。

4. 观察感染性心内膜炎心瓣膜赘生物的形态特点，并与风湿性心内膜炎比较。

5. 观察克山病大体标本和镜下的形态特点。

6. 实验类型　基础性实验。

实习八　动脉粥样硬化
Practice 8　Atherosclerosis

大体标本		组织切片	
编号 43	主动脉粥样硬化（重型）	No.35	主动脉粥样硬化
编号 91	冠心病	No.36	冠状动脉粥样硬化
编号 100	夹层动脉瘤		

一、大体标本

参见图 1-6-1～图 1-6-3。

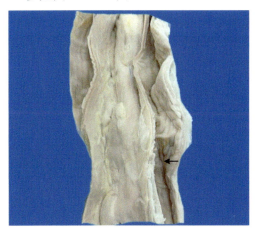

图 1-6-1　主动脉粥样硬化（重型）（aortic atherosclerosis, severe type）　编号 43

主动脉管壁变硬，见多量灰黄色斑块，内膜凹凸不平，表面见点状、条纹状、斑块状的灰黄色粥样硬化斑隆起。血管壁被撕开形成夹层动脉瘤（主动脉夹层）。

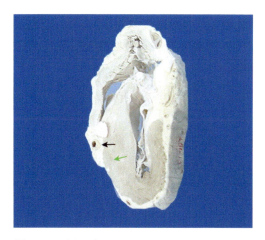

图 1-6-2　冠心病（coronary artery heart disease）　编号 91

冠状动脉管壁增厚，管腔狭窄，阻塞达原管腔面积的 1/2～3/4（黑色箭头所示）。心肌组织中可见陈旧性心肌梗死灶（绿色箭头所示），灰白色，形状不规则。

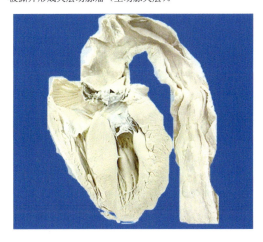

图 1-6-3　夹层动脉瘤（dissecting aneurysm）　编号 100

主动脉血管壁中膜平滑肌被撕为两层，根部可见残留的血凝块。动脉内膜见较多灰黄色粥样硬化斑块。

二、组织切片

No.35　主动脉粥样硬化（重型）（aortic atherosclerosis, severe type）（图 1-6-4-A，图 1-6-4-B）

肉眼观察：

主动脉凸出面染色较深处为内膜组织增生部位，中央染色较淡的区域为粥样斑块所在区域，凹面染色较深部位为撕开（夹层动脉瘤）的中膜。

组织辨认：

因组织取自夹层动脉瘤，故只能看到血管壁的 2 层结构，即内膜和中膜的一部分，中膜平滑肌旁见大量红细胞（夹层动脉瘤）。

观察要点：

1. 在玻璃样变的纤维帽（a）的深部，可见大量红染的无定形物质（b），为细胞外脂质及坏死物（蓝色箭头所示），其中有松针状的胆固醇结晶，结晶内的脂质被溶解，只留下针状空隙（黑色箭头所示）；周边可见少量泡沫细胞。

2. 粥瘤处中膜平滑肌细胞受压而萎缩，弹性纤维破坏，该处中膜变薄，形成夹层动脉瘤（c）。

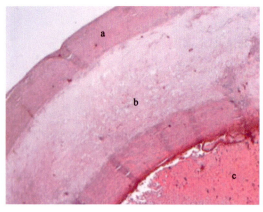

图 1-6-4-A　主动脉粥样硬化（重型）（aortic atherosclerosis，severe type）No.35

a. 纤维帽；b. 粥样坏死灶；c. 夹层动脉瘤内的血凝块

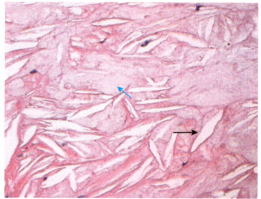

图 1-6-4-B　主动脉粥样硬化（重型）（aortic atherosclerosis，severe type）No.35

蓝色箭头所示：红染的坏死物质；黑色箭头所示：胆固醇结晶形成的针状空隙。

No.36　冠状动脉粥样硬化（coronary atherosclerosis）（图 1-6-5-A，图 1-6-5-B）

组织辨认：

从管腔内向外，可见三层结构，分别为：内膜、中膜和外膜。

观察要点：

1. 粥样斑块形成导致管腔明显狭窄。

2. 斑块表面内膜纤维组织增生，形成纤维帽。

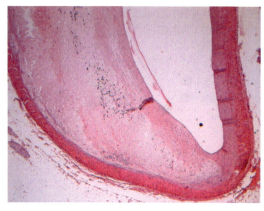

图 1-6-5-A　冠状动脉粥样硬化（coronary atherosclerosis）No.36

管腔明显狭窄，左侧可见粥样斑块。

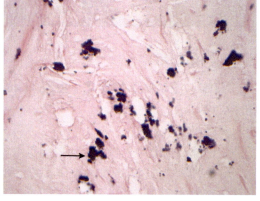

图 1-6-5-B　冠状动脉粥样硬化（coronary atherosclerosis）No.36

箭头所示：粥样坏死灶内的钙化。

3. 纤维帽下见大量无定形红染坏死物质和因脂质溶解形成的针状或不规则空隙的胆固醇结晶，并见钙化。

4. 粥样斑块形成处中膜平滑肌受压而变薄（属于哪种类型的萎缩？）。

实习九　高血压病和风湿病
Practice 9　Primary Hypertension and Rheumatism

大体标本		组织切片	
编号 35	正常心脏	No.33	细动脉性肾硬化
编号 40	左心室向心性肥大	No.32	急性风湿性心肌炎
编号 14	纤维蛋白性心包炎（绒毛心）		
编号 87	心包闭锁		
编号 42	脑出血		
编号 33	细动脉性肾硬化		
编号 36	急性风湿性疣型心内膜炎		
编号 37	慢性风湿性纤维型心内膜炎		
编号 38	风湿性二尖瓣狭窄并关闭不全		

一、大体标本

参见图 1-6-6 ～ 图 1-6-14。

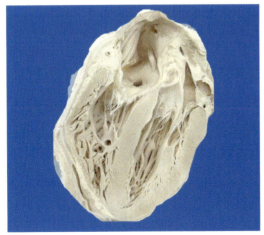

图 1-6-6　正常心脏（normal heart）　编号 35
切面见左心室壁（厚 0.9 ～ 1.1cm）和室间隔（厚 0.9 ～ 1.2cm）。

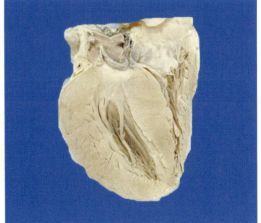

图 1-6-7　左心室向心性肥大（concentric hypertrophy of left ventricle）　编号 40
左心室壁和室间隔增厚明显，乳头肌和肉柱增粗，左心腔缩小。

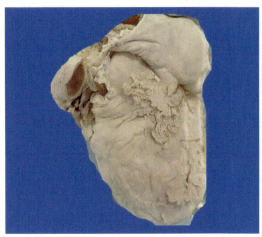

图 1-6-8　纤维蛋白性心包炎（fibrinous pericarditis）　编号 14

心包脏层表面见绒毛状灰白色的纤维蛋白渗出物附着，称为"绒毛心"。

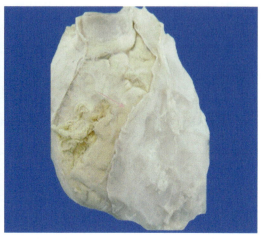

图 1-6-9　心包闭锁（pericardial atresia）　编号 87

纤维蛋白性心包炎时，心脏表面纤维蛋白渗出物未被完全溶解吸收，从而发生机化粘连，致心包腔闭锁。

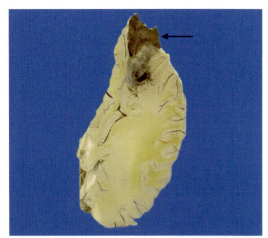

图 1-6-10　脑出血（brain hemorrhage）　编号 42

大脑额叶出血，形成血凝块。

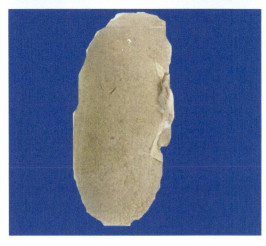

图 1-6-11　细动脉性肾硬化（原发性颗粒性固缩肾）（arteriolar nephrosclerosis，primary granular atrophy of the kidney）　编号 33

肾体积缩小，质地变硬，表面呈细颗粒状突起。

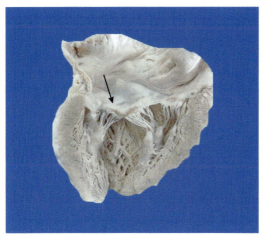

图 1-6-12　急性风湿性疣型心内膜炎（acute rheumatic verrucous endocarditis）　编号 36

在二尖瓣瓣膜闭锁缘上形成的白色血栓，为单行排列的灰白色疣状赘生物。

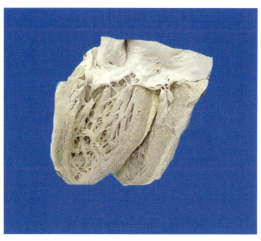

图 1-6-13　慢性风湿性纤维型心内膜炎（chronic rheumatic fibrous endocarditis）　编号 37

疣型心内膜炎的后期，赘生物发生机化，二尖瓣瓣膜不规则增厚、变硬、弹性减退。

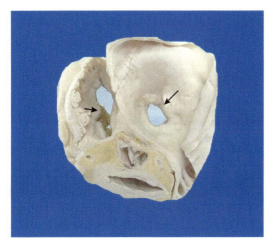

图 1-6-14　风湿性二尖瓣狭窄并关闭不全
（rheumatic mitral stenosis and insufficiency）
编号 38

二尖瓣瓣叶广泛机化，粘连，瓣膜叶卷曲缩短，导致二尖瓣瓣口极度狭窄，呈鱼口状，且同时存在关闭不全。

二、组织切片

No.33　细动脉性肾硬化（原发性颗粒性固缩肾）（arteriolar nephrosclerosis，primary granular atrophy of the kidney）（图 1-6-15-A，图 1-6-15-B）

组织辨认：

可见肾小球与肾小管结构，判断是肾组织。

观察要点：

1. 肾入球细动脉管壁增厚，呈均质红染（血管壁发生了玻璃样变性），管腔狭窄甚至闭塞。

2. 病变严重区域肾小球因缺血而发生萎缩、纤维化和玻璃样变，所属肾小管萎缩和消失；间质纤维化并伴有少量淋巴细胞浸润。

3. 病变轻微区域肾小球和肾小管因功能代偿发生肥大、扩张，肾小管管腔内有蛋白管型（为圆形红染均质物质）。

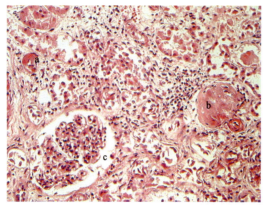 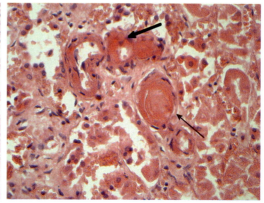

图 1-6-15-A　细动脉性肾硬化（原发性颗粒性固缩肾）（arteriolar nephrosclerosis，primary granular atrophy of the kidney）　No.33

a. 肾入球细动脉玻璃样变；b. 玻璃样变的肾小球；c. 代偿性的肾小球

图 1-6-15-B　细动脉性肾硬化（原发性颗粒性固缩肾）（arteriolar nephrosclerosis，primary granular atrophy of the kidney）　No.33

肾入球细动脉管壁增厚，呈均质红染的玻璃样变，管腔狭窄甚至闭塞。粗箭头所示：细动脉管壁增厚；细箭头所示：管腔闭塞

No.32　急性风湿性心肌炎（acute rheumatic myocarditis）（图 1-6-16-A，图 1-6-16-B）

组织辨认：

可见心肌纤维、心内膜、心外膜，判断为心肌组织。

观察要点：

1. 心肌间质内，小血管周围有境界清楚的风湿小体或阿绍夫小体（风湿性肉芽肿）。

2. 风湿小体中可见大量风湿细胞聚集于纤维素样坏死灶内，并可见少量淋巴细胞和浆细胞。

3. 风湿细胞体积大，呈圆形或多边形，细胞界线清晰，胞质丰富；细胞核大，呈圆形或椭圆形，核膜清晰，染色质集中于中央，有细丝与核膜相连，胞核横切面似枭眼状，称为"枭眼细胞"；纵切面似毛虫，亦称为"毛虫细胞"。

4. 心肌间质水肿，少量淋巴细胞浸润。

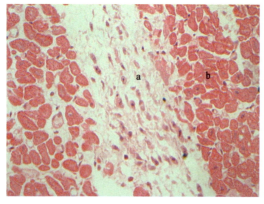 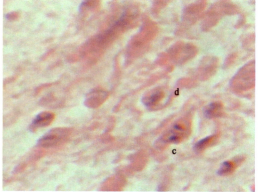

图 1-6-16-A　急性风湿性心肌炎（acute rheumatic myocarditis）　No.32

a. 风湿小体；b. 心肌细胞横断面

图 1-6-16-B　急性风湿性心肌炎（acute rheumatic myocarditis）　No.32

c. 风湿细胞（双核）；d. 毛虫细胞

实习十　感染性心内膜炎、克山病
Practice 10　Infective Endocarditis, Keshan Disease

大体标本		组织切片	
编号 39	亚急性感染性心内膜炎	No.5	亚急性感染性心内膜炎
编号 2	克山病心脏附壁血栓	No.79	克山病心肌
编号 81	亚急型或慢型克山病		

一、大体标本

参见图 1-6-17 ～ 图 1-6-19。

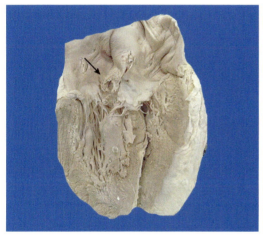

图 1-6-17　亚急性感染性心内膜炎（subacute
infective endocarditis）　编号 39

病变主要累及二尖瓣或主动脉瓣，在原有病变的瓣膜（多为风湿性瓣膜病）上形成赘生物，赘生物呈灰黄或灰棕色，大小不等，质地脆，易脱落。瓣膜常发生穿孔、断裂。

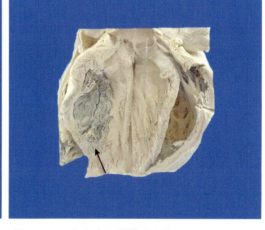

图 1-6-18　克山病心脏附壁血栓（mural thrombus
of heart in Keshan disease）　编号 2

心壁变薄，心腔扩张；心室壁附壁血栓附着。

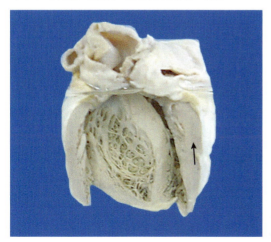

图 1-6-19　亚急型或慢型克山病（subacute or
chronic Keshan disease）　编号 81

心脏外观横径加宽，呈扁桃形，心室扩张，心室壁及室间隔变薄，乳头肌及肉柱变扁。肌层可见灰白色，大小不等的心肌坏死灶及瘢痕灶。

二、组织切片

No.5 亚急性感染性心内膜炎（subacute infective endocarditis）（图 1-6-20-A，图 1-6-20-B）

组织辨认：

可见心内膜、较厚的心肌层以及心外膜层，心内膜向心腔内凸起形成瓣膜，瓣膜外覆盖内皮细胞，内部为致密结缔组织。

观察要点：

1. 心瓣膜内皮细胞损伤，其上有赘生物附着。

2. 赘生物由血小板、纤维蛋白、坏死组织和炎症细胞组成。

3. 底部可见肉芽组织及少量淋巴细胞。

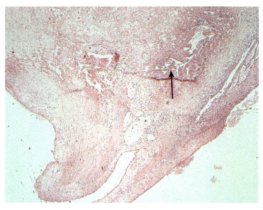 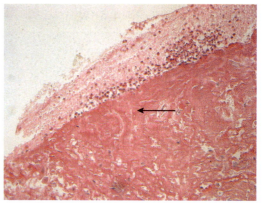

图 1-6-20-A 亚急性感染性心内膜炎（subacute infective endocarditis） No.5

心瓣膜上有赘生物形成。箭头所示：底部的肉芽组织。

图 1-6-20-B 亚急性感染性心内膜炎（subacute infective endocarditis） No.5

赘生物由血小板、纤维蛋白、坏死组织和炎症细胞组成。箭头所示：赘生物主要由白色血栓构成。

No.79 克山病心肌（myocardium of Keshan disease）（图 1-6-21-A，图 1-6-21-B）

观察要点：

1. 心肌细胞呈片灶状变性和坏死，心肌纤维有空泡变性及少数颗粒变性。

2. 坏死灶境界较清楚，可为灶状、带状、融合灶，多数坏死灶表现为肌浆溶解（肌溶性坏死）。

3. 肌溶性坏死导致网状空架形成。

4. 可见新旧不一的瘢痕。早期瘢痕：胶原纤维少而细，可见成纤维细胞，血管丰富，结构疏松；晚期瘢痕：胶原纤维增粗，伴有玻璃样变性，成纤维细胞和血管减少，形成致密的瘢痕组织。

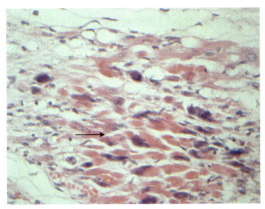

图 1-6-21-A 克山病心肌（myocardium of Keshan disease） No.79

心肌细胞空泡变性和肌溶性坏死，颗粒样变性和凝固性坏死。

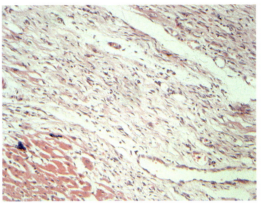

图 1-6-21-B 克山病心肌（myocardium of Keshan disease） No.79

晚期瘢痕为较致密的纤维结缔组织，成纤维细胞和血管减少。

【本章小结】

一、动脉粥样硬化各期肉眼和镜下形态特点

动脉粥样硬化各期肉眼和镜下形态特点

	肉眼	镜下
脂纹期	内膜见点状或条纹状黄色病灶，常见于主动脉后壁及其分支出口处	内膜有大量泡沫细胞聚集
纤维斑块	内膜面散在灰白色蜡滴状隆起斑块	纤维帽（胶原纤维、蛋白聚糖和平滑肌细胞）+泡沫细胞、平滑肌细胞、细胞外基质及炎症细胞
粥样斑块	黄色明显隆起的斑块（粥瘤），纤维帽的下方有多量黄色粥糜样物	纤维帽+大量坏死崩解产物、胆固醇结晶及钙盐沉积，底部及周边可见肉芽组织
继发性病变（复合病变）	斑块内出血、斑块破裂、粥样溃疡、血栓形成、动脉瘤和夹层动脉瘤、钙化、血管腔狭窄	

二、良性高血压与恶性高血压的比较

良性高血压与恶性高血压的比较

	良性高血压	恶性高血压
好发人群	中老年，多见，95%	青壮年，罕见，5%
疾病进程	缓慢，分三期	迅速，较早出现肾衰竭
主要靶器官	心、肾、脑、视网膜	肾（入球细动脉、肾小球）
特征性病理改变	细动脉玻璃样变，小动脉纤维化	坏死性细动脉炎和增生性小动脉硬化，主要累及肾

三、风湿性心内膜炎、亚急性感染性心内膜炎和急性感染性心内膜炎的特点

风湿性心内膜炎、亚急性感染性心内膜炎和急性感染性心内膜炎的特点

	风湿性心内膜炎	亚急性感染性心内膜炎	急性感染性心内膜炎
病因	A 组 β 溶血性链球菌，自身交叉免疫性炎症	草绿色链球菌，侵犯原有病变的瓣膜	金黄色葡萄球菌，脓毒败血症，破坏正常心瓣膜
好发部位	二尖瓣、三尖瓣和主动脉瓣	二尖瓣、主动脉瓣	主动脉瓣、二尖瓣
肉眼	赘生物细小，不易脱落，串珠状排列于瓣膜闭锁缘	赘生物呈灰黄或灰棕色，大小不等，质地脆，易脱落	体积较大，呈灰黄或浅绿色，松软，易脱落
镜下	白色血栓	血小板+纤维蛋白+坏死组织+中性粒细胞+底部肉芽组织+少量菌落	脓性渗出物+血栓+坏死组织+大量细菌菌落
瓣膜继发病变	瓣膜狭窄或关闭不全	瓣膜狭窄或关闭不全	瓣膜破裂、穿孔或腱索断裂

（张荧荧　申丽娟）

第七章 呼吸系统疾病

Chapter 7 Disease of Respiratory System

【目的要求】

1. 知识目标
（1）能够归纳肺癌的转移规律。
（2）能够说出肺气肿、肺心病（即肺源性心脏病）的病变特点。

2. 技能目标
（1）能够使用显微镜观察和辨认大叶性肺炎、小叶性肺炎、硅沉着病和肺癌的镜下主要病变。
（2）能够绘制硅沉着病的镜下示意图。

3. 情感、态度和价值观目标
能够形成健康的生活方式，远离烟草和致病粉尘，保护好呼吸系统，共享健康。

【实验内容】

1. 学习大叶性肺炎、小叶性肺炎、硅沉着病、肺癌的病变特点。

2. 认识肺气肿、肺心病的病变特点。

3. 实验类型 基础性实验。

实习十一 肺炎、硅沉着病、肺癌

Practice 11 Pneumonia，Silicosis，Lung Carcinoma

大体标本		组织切片	
编号 44	肺气肿	No.38	大叶性肺炎
编号 45	大叶性肺炎	No.39	小叶性肺炎
编号 46	小叶性肺炎	No.40	硅沉着病
编号 47	硅沉着病	No.43	肺鳞癌
编号 108	支气管扩张		
编号 31 ①	中央型肺癌		
编号 31 ②	周围型肺癌		

一、大体标本

参见图 1-7-1 ~图 1-7-7。

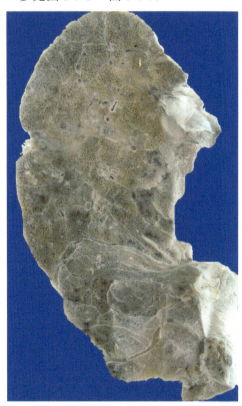

图 1-7-1 肺气肿（emphysema） 编号 44
1. 肺体积显著增大，边缘圆钝，肺组织柔软、缺乏弹性。
2. 切面呈蜂窝状。

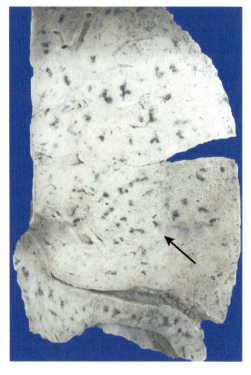

图 1-7-2 大叶性肺炎（lobar pneumonia）
编号 45
1. 病变肺叶体积增大，色灰白或灰红，质实如肝。
2. 肺膜紧张，表面粗糙，有少量纤维素附着。

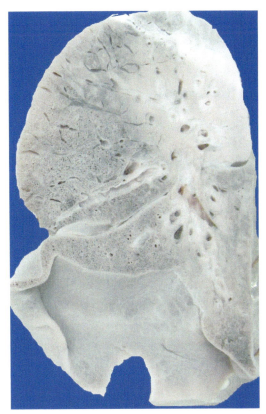

图 1-7-3　小叶性肺炎（lobular pneumonia）
编号 46

1. 肺切面见大小不一、散在性灰黄色病灶，病灶间有正常肺组织相隔。

2. 病灶呈圆形或不规则形，质实（小叶实变），多数病灶中心可见细支气管横断面。

3. 部分病灶相互融合形成较大的片状病灶。

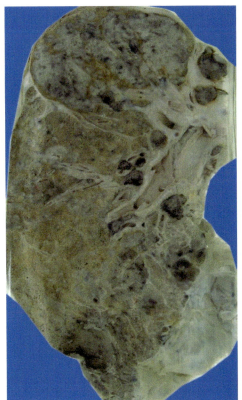

图 1-7-4　硅沉着病（silicosis）　编号 47

1. 肺体积增大，质地变实。

2. 肺切面有多数散在、大小不一的青灰色类圆形硅结节（因含有 SiO_2 颗粒，故触之有砂粒感），部分硅结节融合成片状或团块状。

3. 胸膜纤维性增厚，肺门淋巴结体积增大，切面上也可见硅结节。

4. 硅结节间的肺组织由于出现代偿性肺气肿而呈蜂窝状结构。

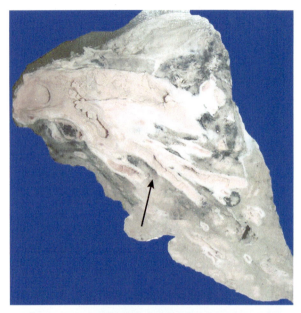

图 1-7-5　支气管扩张（bronchiectasis）
编号 108

肺切面见支气管明显扩张，纵切面呈树枝状分布，有的扩张呈囊状，横切面支气管壁呈环形增厚，有的标本支气管扩张呈大的囊腔，周围肺组织呈不同程度的萎缩、纤维化与肺气肿。

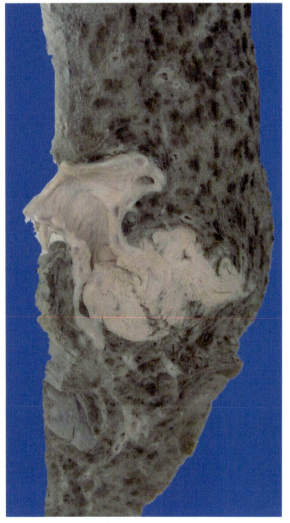

图 1-7-6　中央型肺癌（central bronchogenic carcinoma）　编号 31 ①

1. 此型肺癌发生于主支气管或叶支气管，肿块多位于肺门部，癌肿可由支气管向周围蔓延形成较大的肿块。
2. 切面近肺门处的支气管及其周围肺组织被破坏，形成灰白色不规则形肿块。
3. 癌肿与肺组织分界尚清楚，但无包膜。

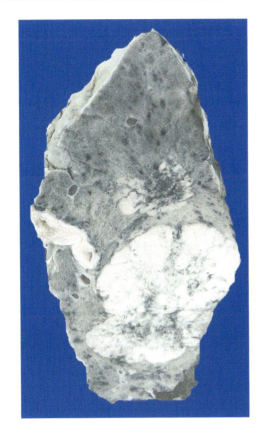

图 1-7-7　周围型肺癌（peripheral lung carcinoma）

编号 31 ②

1. 此型肺癌起源于肺段或其远端支气管，癌肿位于肺外周部。

2. 切面近胸膜处有一类圆形结节状肿块，灰白、质硬，无包膜，与周围肺组织分界尚清楚。

3. 有的标本可见肺门淋巴结肿大，质硬，切面灰白色，系癌肿转移所致。

二、组织切片

No.38　大叶性肺炎（肝样变期）（lobar pneumonia）（图 1-7-8-A，图 1-7-8-B）

观察要点：

1. 肺组织病变弥漫，累及全部肺泡（大叶性）。

2. 部分肺泡壁毛细血管明显扩张、充血，部分肺泡壁毛细血管扩张充血不明显。

3. 部分肺泡腔内充满红染的细丝状或网状纤维素、红细胞及少量中性粒细胞。部分肺泡腔内纤维素肿胀变粗，中性粒细胞较多。部分肺泡腔内还可见吞噬有细胞碎片的巨噬细胞（纤维素性炎）。

观察过程中请注意"大叶弥漫性"及"纤维素性"两个主要特点。

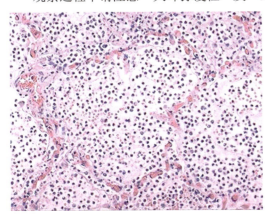

图 1-7-8-A　大叶性肺炎（肝样变期）（lobar
　　　　　pneumonia）　No.38

肺组织病变弥漫，肺泡腔内充满渗出的纤维素及中性粒细胞。

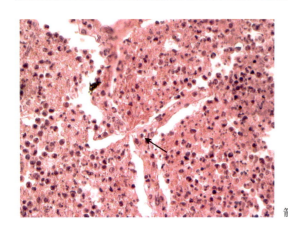

图 1-7-8-B 大叶性肺炎（肝样变期）（lobar pneumonia） No.38

箭头所示：相邻的肺泡腔内纤维素经肺泡间孔互相连接。

No.39 小叶性肺炎（lobular pneumonia）（图 1-7-9-A，图 1-7-9-B）

观察要点：

1. 肺组织中可见多个散在实变分布的病灶，病灶以细支气管为中心，小叶为单位（小叶性）。

2. 细支气管炎 黏膜上皮细胞部分或全部坏死脱落消失，管腔管壁均可见炎症细胞浸润，管腔内充满中性粒细胞、脓细胞和红染浆液（化脓性炎）。

3. 病变区内肺泡壁毛细血管扩张充血，部分肺泡壁坏死。

4. 相邻病灶之间为正常肺泡或相对过度充气的肺组织（代偿性肺气肿）。

观察过程中请注意"小叶散在性"及"化脓性"两个主要特点。

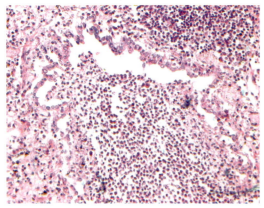

图 1-7-9-A 小叶性肺炎（lobular pneumonia） No.39

肺组织病变以细支气管为中心，管腔内及周围肺组织充满脓性渗出物。

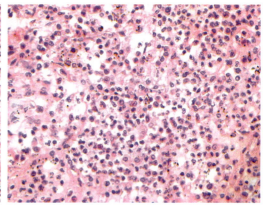

图 1-7-9-B 小叶性肺炎（lobular pneumonia） No.39

肺泡腔内充满中性粒细胞、脓细胞和红染浆液。

No.40 硅沉着病（silicosis）（图 1-7-10-A，图 1-7-10-B）

观察要点：

1. 肺内有多个散在或融合的圆形、椭圆形硅结节；硅结节由同心圆或旋涡状排列的胶原纤维束构成，结节中胶原纤维肿胀融合发生玻璃样变，部分硅结节中心可见管壁增厚管腔狭窄的小血管（硅结节形成）。

2. 硅结节内或周围肺组织中有较多硅尘细胞和硅尘颗粒。

3. 间质弥漫性纤维结缔组织增生及淋巴细胞浸润，胸膜因结缔组织增生而明显增厚。

4. 硅结节周围肺组织代偿性肺气肿。

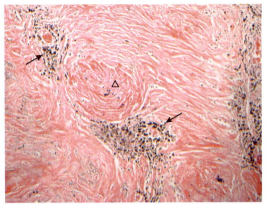

图 1-7-10-A　硅沉着病（silicosis）　No.40

肺内有多个散在或融合的圆形、椭圆形硅结节（△）。箭头所示：细胞性结节。

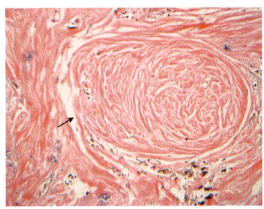

图 1-7-10-B　硅沉着病（silicosis）　No.40

箭头所示：硅结节。

No.43　肺鳞癌〔squamous cell carcinoma of the lung〕（图 1-7-11-A，图 1-7-11-B）

观察要点：

根据实习六皮肤鳞状细胞癌的特点，观察该切片。

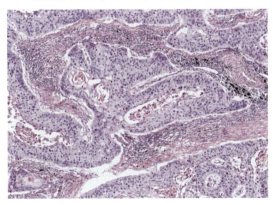

图 1-7-11-A　肺鳞癌（squamous cell carcinoma of the lung）　No.43

细胞异常增生，浸润性生长。肿瘤实质、间质分界清楚。

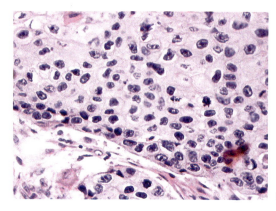

图 1-7-11-B　肺鳞癌（squamous cell carcinoma of the lung）　No.43

瘤细胞异型性明显，可见病理性核分裂象。

【本章小结】

一、大叶性肺炎与小叶性肺炎的比较

大叶性肺炎与小叶性肺炎的比较

	大叶性肺炎	小叶性肺炎
相同点	细菌感染，急性渗出性炎症，发生于肺实质者均可引起肺组织实变	
病因	肺炎链球菌	多种化脓菌混合感染
好发年龄	青壮年	小儿、年老体弱者
发病机制	变态反应	抵抗力下降导致机会性感染
基本病变	急性纤维素性炎	急性化脓性炎
病变范围	一个肺段或至整个大叶	以细支气管为中心、小叶为单位
临床特点	发热，胸痛，咳铁锈色痰；听诊：胸膜摩擦音；X线：大片致密阴影	发热、咳嗽，咳黏稠脓痰；听诊：散在湿啰音；X线：双肺散在不规则阴影
预后及并发症	好，并发症少见	差，并发症多见

二、硅沉着病的病理变化及分期

硅沉着病的病理变化及分期

分期	淋巴系统	肺内病变	胸膜
Ⅰ期	肺门淋巴结肿大	硅结节数量较少，直径 1～3mm，多位于双肺中下肺叶近肺门处	硅结节形成，但增厚不明显
Ⅱ期	肺门淋巴结肿大	硅结节数量增多，直径＜1cm，多位于中下肺叶，病变范围不超过全肺的 1/3	增厚
Ⅲ期	肺门淋巴结肿大，可见蛋壳样钙化	形成硅肺团块和硅肺空洞；病变范围＞全肺 2/3；病灶周围出现肺气肿或者肺不张，浮沉试验（+），肺可竖立不倒	显著增厚

（梁　莉　杨志鸿）

第八章　消化系统疾病

Chapter 8　Disease of Digestive System

【目 的 要 求】

1. 知识目标

（1）能够描述慢性萎缩性胃炎、肝癌、食管癌、胃癌、大肠癌等主要类型的肉眼病变特点。

（2）能够描述溃疡型胃癌与胃消化性溃疡的区别。

（3）能够描述慢性萎缩性胃炎、病毒性肝炎、肝硬化、胃癌及肝细胞肝癌的镜下病变特点。

（4）能够描述胃消化性溃疡的病变特点，总结其结局及并发症。

（5）能够描述病毒性肝炎的基本病变、临床病理类型及各型肝炎的病变特点和结局。

（6）能够描述肝硬化的病变特点及其临床病理联系。

2. 技能目标

（1）能够使用显微镜观察和辨认胃炎、胃消化性溃疡、病毒性肝炎、肝硬化、肝细胞肝癌和胃癌的镜下主要病变。

（2）能够绘制门脉性肝硬化（小结节性肝硬化）的镜下示意图。

（3）能够肉眼初步辨认胃消化性溃疡、急性普通型病毒性肝炎、亚急性重型肝炎、小结节性肝硬化（门脉性肝硬化）、大结节性肝硬化（坏死后肝硬化）、胃癌（溃疡型、浸润型）、肝癌（巨块型、多结节型）及大肠癌（结肠癌、直肠癌）。

3. 情感、态度和价值观目标

（1）能够认同并养成健康的生活方式，不吃霉变食物，真正理解"病从口入"这句话的深层含义，明白贯彻《中华人民共和国食品安全法》、完善食品安全体系、加强食品安全监管对健康中国建设的重要意义。

（2）能够建立良好的职业行为能力，在诊疗过程中学会与患者及其家属沟通。

【实 验 内 容】

1. 学习慢性萎缩性胃炎的镜下病变特点。

2. 学习胃消化性溃疡的病变特点。

3. 学习病毒性肝炎的病变特点。

4. 学习肝硬化的病变特点。

5. 学习胃癌、肝细胞肝癌的病变特点。

6. 学习肝硬化的临床病理联系。

7. 学习病毒性肝炎的临床病理联系。

8. 实验类型　基础性实验。

一般观察方法

肉眼观察：

1. 先确定标本为消化系统的哪个部位，然后观察标本外形、大小和切面。

2. 切开消化道标本

（1）观察黏膜表面的色泽，皱褶和结构是否一致，有无假膜。

（2）检查厚度，有无包块突起（如肿瘤）、溃疡、出血及穿孔，腔道是否狭窄、堵塞或扩大。

（3）浆膜面是否光滑，有无渗出物覆盖或粘连。

（4）若附有淋巴结时，应检查其体积大小、有无粘连、切面颜色等。

3. 肝正常为紫红色，表面光滑，其平均体积约 25cm×4cm×12cm，平均重量为 1200～1800g，边缘较锐利。观察肝病变标本时：

（1）注意体积大小、表面颜色、包膜紧张程度、有无渗出物或粘连、表面是否光滑、边缘锐利或圆钝。

（2）切面边缘有无内陷或外翻、结构和颜色是否一致；识别有无淤血、脂肪变、脓肿、坏死、结节或肿瘤。

显微镜观察：

1. 胃（或肠）壁各层有无变质、渗出、缺损及增生现象，有无肿瘤，如有肿瘤，则观察其形态结构及浸润范围。

2. 肝小叶结构是否存在；肝细胞有无变质、增生或癌变；中央静脉和血窦有无充血；小叶内有无炎症细胞浸润、胆色素沉积、寄生虫卵；胆管和结缔组织有无增生，增生的结缔组织分布如何；被膜有无渗出物或增厚。

实习十二　胃炎、消化性溃疡和病毒性肝炎
Practice 12　Gastritis, Peptic Ulcer and Viral Hepatitis

大体标本		组织切片	
编号 48	胃消化性溃疡	No.94	慢性萎缩性胃炎
编号 66 ①	急性普通型病毒性肝炎	No.45	胃消化性溃疡
编号 66 ②	亚急性重型病毒性肝炎	No.76	急性普通型病毒性肝炎
		No.89	亚急性重型肝炎
		No.97	急性重型肝炎

一、大体标本

编号 48　胃消化性溃疡（peptic ulcer of stomach）（图 1-8-1-A，图 1-8-1-B）
观察要点：

1. 胃壁局部胃小弯近幽门处有一规则的溃疡，呈圆形或椭圆形；直径＜2cm；边缘整齐；溃疡周围黏膜皱襞向溃疡集中；底部平坦；较深。

2. 贲门缘呈潜掘状，幽门缘呈阶梯状，与切片观察的斜形相符（由于胃蠕动时，溃疡各层均自贲门端向幽门方向移动所致）。

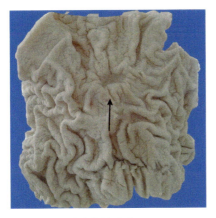

图 1-8-1-A　胃消化性溃疡（peptic ulcer of stomach）　编号 48

溃疡规则，呈椭圆形，直径＜ 2cm，边缘整齐，黏膜皱襞向溃疡集中，底部平坦，较深。

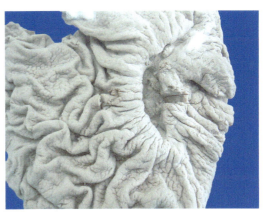

图 1-8-1-B　胃消化性溃疡（peptic ulcer of stomach）　编号 48

溃疡规则，呈椭圆形，边缘整齐，较深，部分黏膜皱襞向溃疡集中。

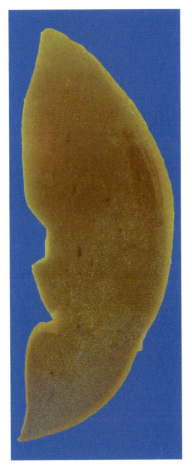

图 1-8-2　急性普通型病毒性肝炎［acute viral hepatitis （common type）］　编号 66 ①

为儿童肝，切面黄绿色，肝边缘变钝。

编号 66 ①　急性普通型病毒性肝炎［acute viral hepatitis（common type）］（图 1-8-2）

观察要点：

1. 本标本为儿童肝。

2. 表面见肝大，质地较软，被膜紧张（由于肝细胞弥漫性水变性肿胀所致，也是临床上肝大、肝区疼痛或叩击痛的原因）。

3. 切面黄绿色，肝边缘变钝。

编号 66 ②　亚急性重型病毒性肝炎（subacute severe viral hepatitis）（图 1-8-3-A，图 1-8-3-B）

观察要点：

1. 表面见肝体积缩小，包膜皱缩不平，质地软硬程度不一，部分区域见大小不一的结节。

2. 切面坏死区为土黄色/红褐色，再生结节为灰白色/黄绿色。

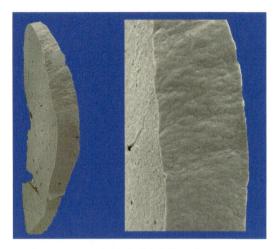 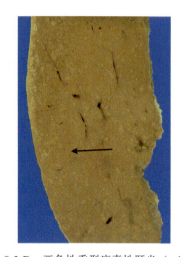

图 1-8-3-A 亚急性重型病毒性肝炎（subacute severe viral hepatitis） 编号 66 ②

表面见肝体积缩小，包膜皱缩不平，质地软硬程度不一，部分区域见大小不一的结节。

图 1-8-3-B 亚急性重型病毒性肝炎（subacute severe viral hepatitis） 编号 66 ②

切面坏死区为土黄色/红褐色，再生结节为灰白色/黄绿色。

二、组织切片

No.94 慢性萎缩性胃炎（chronic atrophic gastritis）（图 1-8-4-A ～图 1-8-4-F）

组织辨认：

组织见四层结构，为黏膜层、黏膜下层、肌层和浆膜层；固有层见含有壁细胞和主细胞的腺体，肌层较厚，故为胃壁组织。

观察要点：

1. 辨认胃壁四层结构 黏膜层、黏膜下层、肌层和浆膜层，确定为胃壁组织。

2. 固有层内腺体萎缩、数目减少致病变区胃黏膜变薄。

3. 固有层内大量淋巴细胞、浆细胞浸润，可见淋巴滤泡形成。

4. 胃黏膜腺体常出现腺上皮化生，包括肠上皮化生（常见）和假幽门腺化生等。

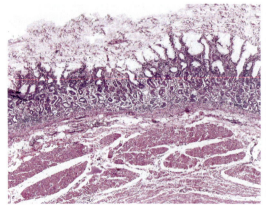 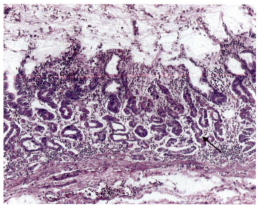

图 1-8-4-A 慢性萎缩性胃炎（chronic atrophic gastritis） No.94

固有层内腺体萎缩、数目减少致病变区胃黏膜变薄。

图 1-8-4-B 慢性萎缩性胃炎（chronic atrophic gastritis） No.94

箭头所示：萎缩腺体。

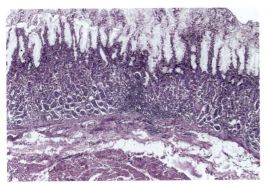

图 1-8-4-C　慢性萎缩性胃炎（chronic atrophic gastritis）No.94

固有层内大量淋巴细胞、浆细胞浸润，可见淋巴滤泡形成。

图 1-8-4-D　慢性萎缩性胃炎（chronic atrophic gastritis）　No.94

箭头所示：淋巴滤泡。

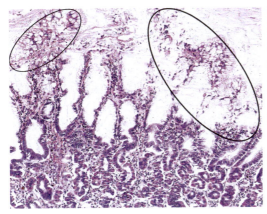

图 1-8-4-E　慢性萎缩性胃炎（chronic atrophic gastritis）No.94

胃黏膜腺体常出现肠上皮化生。

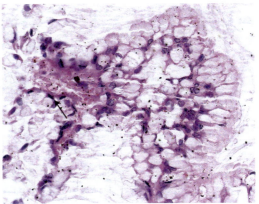

图 1-8-4-F　慢性萎缩性胃炎（chronic atrophic gastritis）　No.94

肠上皮化生，箭头所示：杯状细胞。

No.45　胃消化性溃疡（peptic ulcer of stomach）（图 1-8-5-A ～图 1-8-5-D）

组织辨认：

见 No.94。

观察要点：

1. 胃壁局部缺损，深达肌层。

2. 溃疡底部由内向外分 4 层，以第 3 层肉芽组织层为主。

（1）炎性渗出层：少量炎性渗出物（白细胞、纤维蛋白等）。

（2）坏死组织层：红染无结构，可见核碎裂、固缩、溶解；为肉芽组织向上方生长时受到胃液作用而形成。

（3）肉芽组织层：大量新生毛细血管、增生旺盛的成纤维细胞、一定数量的炎症细胞。

（4）瘢痕层：陈旧瘢痕，为大量胶原纤维、纤维细胞。

3. 溃疡边缘可见黏膜肌与肌层粘连现象。

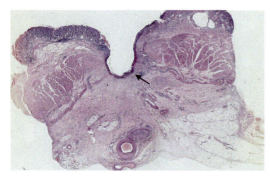

图 1-8-5-A　胃消化性溃疡（peptic ulcer of
stomach）No.45

箭头所示：胃壁局部缺损，深达肌层。

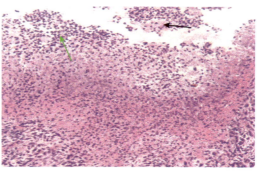

图 1-8-5-B　胃消化性溃疡（peptic ulcer of
stomach）No.45

炎性渗出层；绿色箭头所示：白细胞；黑色箭头所示：纤维
蛋白。

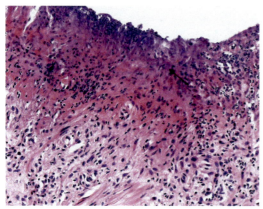

图 1-8-5-C　胃消化性溃疡（peptic ulcer of
stomach）No.45

箭头所示：坏死组织层红染无结构，可见核碎裂、固缩、溶解。

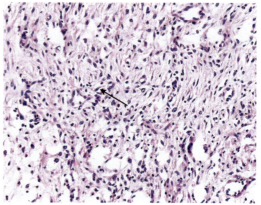

图 1-8-5-D　胃消化性溃疡（peptic ulcer of
stomach）No.45

肉芽组织层：大量新生毛细血管（箭头所示）、增生旺盛的
成纤维细胞、一定数量的炎症细胞。

问：该切片从结构上看，是慢性溃疡，还是急性溃疡？为什么？

No.76　急性普通型病毒性肝炎〔acute viral hepatitis（common type）〕（图 1-8-6-A，图 1-8-6-B）

组织辨认：

见门管区结构，故确定为肝组织。

观察要点：

1. 变质性改变

（1）变性为主

1）弥漫性肝细胞水变性，表现为胞质疏松化（肝细胞体积增大，胞质疏松呈空网状，半透明），有的肝细胞为气球样变（肝细胞肿胀变圆，胞质透明呈空泡状，但核位置不变）。由于上述病变造成肝细胞排列紊乱拥挤，肝血窦受压变窄。

2）单个/少数肝细胞嗜酸性变：表现为细胞体积缩小，胞质嗜酸性染色增强，呈较深的伊红色，核深染。

（2）肝细胞坏死与凋亡

1）溶解性坏死：多发生点灶状坏死，坏死灶中肝细胞消失，仅见坏死的细胞碎片，或单核细胞、淋巴细胞浸润。

2）凋亡：可见到嗜酸性小体/凋亡小体（深红色浓染的圆形小体，核消失）。

2. 渗出性变化　门管区和坏死区有单核细胞及少量淋巴细胞浸润。

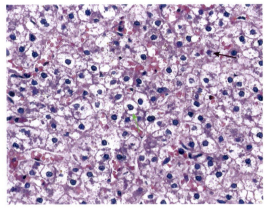 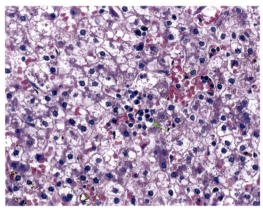

图 1-8-6-A　急性普通型病毒性肝炎［acute viral
hepatitis（common type）］　No.76

黑色箭头所示：肝细胞胞质疏松化；绿色箭头所示：肝细胞气球样变。

图 1-8-6-B　急性普通型病毒性肝炎［acute viral
hepatitis（common type）］　No.76

绿色箭头所示：肝细胞点灶状坏死（肝细胞消失，区域内单核细胞、淋巴细胞浸润）。

No.89　亚急性重型肝炎（subacute severe hepatitis）（图 1-8-7-A ～图 1-8-7-F）

组织辨认：

见 No.76。

观察要点：

1. 变质性变化　明显。

（1）肝细胞亚大块坏死、小胆管淤胆及胆栓形成。

（2）少数肝细胞脂肪变性及水变性。

2. 渗出性变化　明显。

肝小叶内外及门管区明显炎症细胞（单核细胞、淋巴细胞）浸润。

3. 增生性变化　明显。

（1）肝细胞结节状再生。

（2）小叶周边结缔组织增生。

（3）小胆管增生。

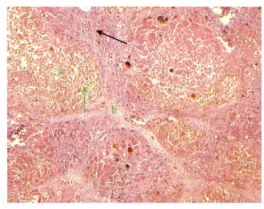

图 1-8-7-A　亚急性重型肝炎（subacute severe hepatitis）　No.89

绿色箭头所示：肝细胞亚大块坏死；黑色箭头所示：结缔组织增生。

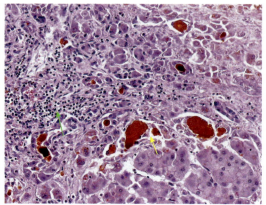

图 1-8-7-B　亚急性重型肝炎（subacute severe hepatitis）　No.89

绿色箭头所示：门管区较多炎症细胞浸润；黄色箭头所示：胆栓形成。

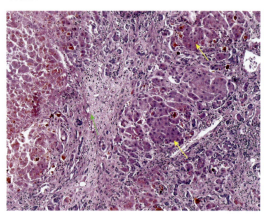

图 1-8-7-C　亚急性重型肝炎（subacute severe hepatitis）　No.89

绿色箭头所示：结缔组织增生；黄色箭头所示：肝细胞结节状再生。

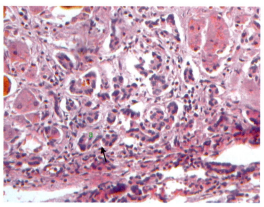

图 1-8-7-D　亚急性重型肝炎（subacute severe hepatitis）　No.89

黑色箭头所示：小胆管增生。

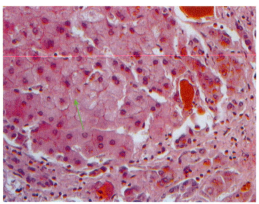

图 1-8-7-E　亚急性重型肝炎（subacute severe hepatitis）　No.89

绿色箭头所示：少数肝细胞水变性。

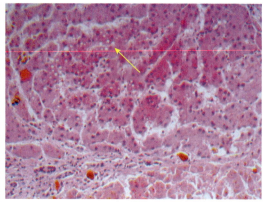

图 1-8-7-F　亚急性重型肝炎（subacute severe hepatitis）　No.89

黄色箭头所示：少数肝细胞脂肪变。

No.97 急性重型肝炎（acute severe hepatitis）（图 1-8-8-A ～图 1-8-8-D）

组织辨认：

见 No.76。

观察要点：

1. 变质性变化 肝细胞大块坏死（特征），小叶周边极少数肝细胞残留，肝小叶网状支架塌陷。

2. 渗出性变化 肝血窦充血，肝组织大片出血，肝小叶及汇管区有少数淋巴细胞、单核细胞浸润。

3. 增生性变化 库普弗细胞增生肥大、吞噬活跃，可见吞噬有细胞碎片和脂褐素的吞噬细胞。

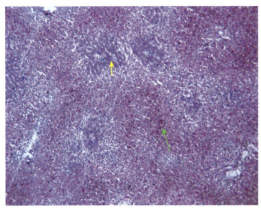

图 1-8-8-A 急性重型肝炎（acute severe hepatitis）
No.97

绿色箭头所示：肝细胞大块坏死；橘黄色箭头所示：小叶周边极少数肝细胞残留。

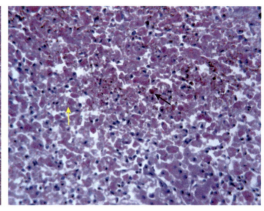

图 1-8-8-B 急性重型肝炎（acute severe hepatitis）
No.97

橘黄色箭头所示：核溶解的肝细胞；黑色箭头所示：坏死区大片出血、色素沉着。

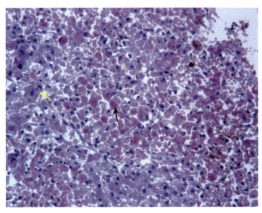

图 1-8-8-C 急性重型肝炎（acute severe hepatitis）
No.97

核溶解（黑色箭头所示）、核碎裂（黄色箭头所示）的肝细胞。

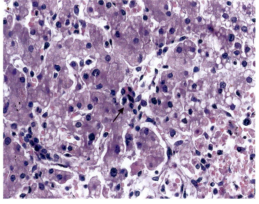

图 1-8-8-D 急性重型肝炎（acute severe hepatitis）
No.97

黑色箭头所示：库普弗细胞增生。

实习十三　肝硬化、胃癌、肝细胞肝癌
Practice 13　Cirrhosis, Gastric Cancinoma and Hepatocellular Carcinoma

大体标本		组织切片	
编号 52	小结节性肝硬化	No.47	小结节性肝硬化
编号 53	大结节性肝硬化	No.50	胃腺癌
编号 109	胆汁性肝硬化	No.51	肝细胞肝癌
编号 110	食管静脉曲张		
编号 49	胃癌（溃疡型）		
编号 50	胃癌（浸润型）		
编号 54 ①	肝细胞肝癌（巨块型）		
编号 54 ②	肝细胞肝癌［（多）结节型］		
编号 28	结肠腺癌		

一、大体标本

编号 52　小结节性肝硬化（micronodular cirrhosis）（旧称门脉性肝硬化或临床上的酒精性肝硬化）（图 1-8-9-A，图 1-8-9-B）

观察要点：

1. 肝体积明显缩小、变硬、变形，表面不光滑，有颗粒状结节突起，结节直径多数＜3mm，由镜下所见的假小叶构成。

2. 切面见整个肝遍布结节，结节小而均匀，纤维间隔较纤细；结节可呈黄褐色（肝细胞脂肪变所致）或黄绿色（淤胆所致）或灰白色。

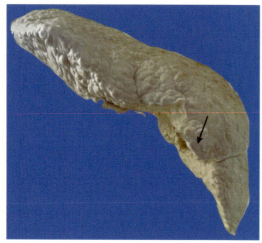

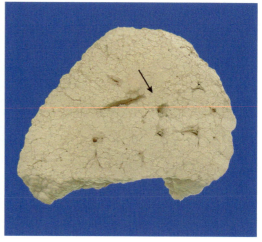

图 1-8-9-A　小结节性肝硬化（micronodular cirrhosis）　编号 52

表面见肝体积明显缩小、变硬、变形，不光滑，有颗粒状结节突起。

图 1-8-9-B　小结节性肝硬化（micronodular cirrhosis）　编号 52

切面结节小而均匀，纤维间隔较纤细。

编号 53 大结节性肝硬化（macronodular cirrhosis）（旧称坏死后肝硬化或临床上的肝炎后肝硬化）（图 1-8-10-A，图 1-8-10-B）

观察要点：

1. 表面见肝体积缩小，质硬变形，表面有大小不一的结节状突起。

2. 切面结节较大，且大小不等，结节之间纤维间隔宽大且宽窄不一。

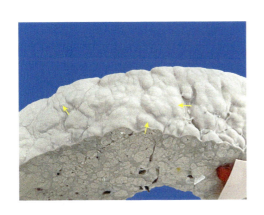

图 1-8-10-A 大结节性肝硬化（macronodular cirrhosis）编号 53

表面见肝体积缩小，质硬变形，表面有大小不一的结节状突起（橘黄色箭头所示）。

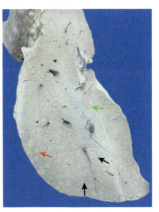

图 1-8-10-B 大结节性肝硬化（macronodular cirrhosis）编号 53

切面结节较大，且大小不等，灰黄（绿色箭头所示）/灰白色（红色箭头所示），结节之间纤维间隔宽大且宽窄不一（黑色箭头所示）。

编号 109 胆汁性肝硬化（biliary cirrhosis）（图 1-8-11-A，图 1-8-11-B）

观察要点：

1. 肝体积常增大（淤胆和再生性增生的结节所致）。

2. 晚期可轻度缩小，表面较平滑或呈细颗粒状。

3. 切面表现出与肝硬化明显结节不同的广泛的模糊结节，即没有肝硬化中所见的周围瘢痕组织。

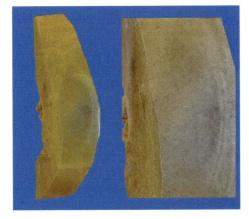

图 1-8-11-A 胆汁性肝硬化（biliary cirrhosis）编号 109

肝轻度缩小，表面较平滑或呈细颗粒状。

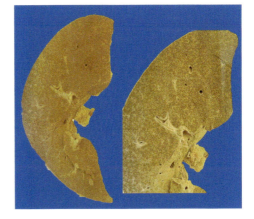

图 1-8-11-B 胆汁性肝硬化（biliary cirrhosis）编号 109

切面因胆汁淤积导致结节为绿色。

编号 110　食管静脉曲张（esophageal varices）（图 1-8-12-A，图 1-8-12-B）
观察要点：

1. 食管下段黏膜下静脉吻合支怒张，透过黏膜层可见呈蓝黑色。

2. 有的标本静脉曲张明显，向腔内凸出，内可有血栓形成。

3. 有的标本尚可见到破口（临床将引起大呕血，为肝硬化患者的死亡原因之一）。

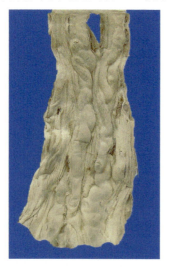

图 1-8-12-A　食管静脉曲张（esophageal varices）　编号 110

静脉曲张明显，向腔内凸出，呈蓝黑色。

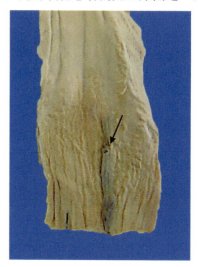

图 1-8-12-B　食管静脉曲张（esophageal varices）　编号 110

箭头所示：蓝黑色曲张静脉破口。

编号 49　胃癌（溃疡型）[gastric carcinoma（ulcerative type）]（图 1-8-13）
观察要点：

胃黏膜面有一较大溃疡（直径＞ 2cm），形不规则似火山口，边缘隆起，底部凸凹不平，溃疡较浅，溃疡周围黏膜皱襞中断。

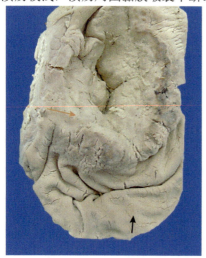

图 1-8-13　胃癌（溃疡型）[gastric carcinoma（ulcerative type）]　编号 49

胃黏膜面有一火山口状的较大溃疡（直径＞ 2cm，红色箭头所示），边缘隆起，底部凸凹不平，溃疡较浅（溃疡底部高于周围黏膜），溃疡周围黏膜皱襞中断（黑色箭头所示）。

编号 50 胃癌（浸润型）[gastric carcinoma（infiltrating type）]（图 1-8-14-A，图 1-8-14-B）

观察要点：

1. 表面（即胃浆膜面）粗糙不平。

2. 胃壁弥漫性增厚，质地变硬，胃壁切面各层分界不清，黏膜面见黏膜皱襞部分消失，部分呈结节状肥厚（癌细胞浸润性生长所致）。

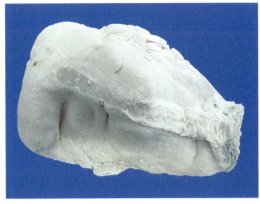 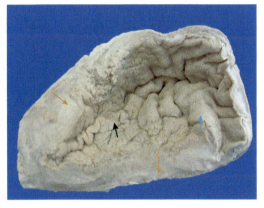

图 1-8-14-A 胃癌（浸润型）[gastric carcinoma（infiltrating type）] 编号 50

表面粗糙不平。

图 1-8-14-B 胃癌（浸润型）[gastric carcinoma（infiltrating type）] 编号 50

切面，红色箭头所示：灰白色肿瘤组织；黑色箭头所示：黏膜皱襞消失；蓝色箭头所示：黏膜皱襞结节状肥厚。

编号 54 ① 肝细胞肝癌（巨块型）[hepatocellular carcinoma（massive type）]（图 1-8-15-A，图 1-8-15-B）

观察要点：

1. 肝表面凸凹不平，体积明显增大，尤以右叶为显著。

2. 切面肝右叶见巨大肿块，周围见卫星癌结节，癌结节与周围癌组织分界不甚清楚。肿块内有出血、坏死及淤血，故可呈灰红色，有胆汁则呈黄绿色。一般标本经福尔马林固定后颜色稍褪。

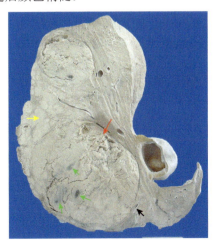

图 1-8-15-A 肝细胞肝癌（巨块型）[hepatocellular carcinoma（massive type）] 编号 54 ①

黑色箭头所示：肝右叶巨大肿块；绿色箭头所示：结节呈灰红色（出血）；黄色箭头所示：卫星癌结节；红色箭头所示：结节呈灰黄色（坏死）。

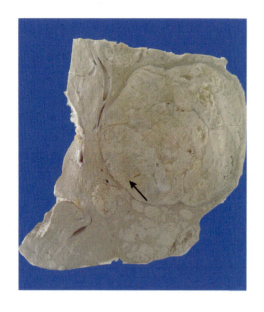

图 1-8-15-B 肝细胞肝癌（巨块型）[hepatocellular
carcinoma（massive type）] 编号 54 ①
黑色箭头所示：结节呈黄绿色（胆汁淤积）。

编号 54 ② 肝细胞肝癌［（多）结节型］{hepatocellular carcinoma [(multiple) nodular type]}（图 1-8-16）
观察要点：

1. 肝体积增大，肝组织中散布大小不等的癌结节，灰白色，中央常见坏死，少数癌结节相互融合。

2. 癌结节周围的肝组织有明显肝硬化表现。

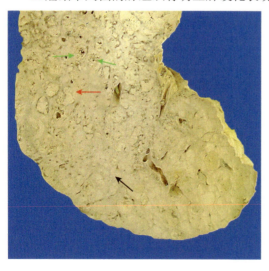

图 1-8-16 肝细胞肝癌［（多）结节型］
{hepatocellular carcinoma［（multiple）nodular
type］} 编号 54 ②
红色箭头所示：灰白色癌结节；绿色箭头所示：癌结节中央
坏死；黑色箭头所示：肝硬化结节。

编号 28 结肠腺癌（colonic adenocarcinoma）（图 1-8-17）
观察要点：

1. 结肠壁增厚（由于癌组织浸润性生长所致），有的呈半透明胶冻状（镜下为黏液癌表现）。

2. 肠黏膜表面可见结节状突起，中心坏死、脱落呈火山口状溃疡，边缘坚硬而隆起，底部不平（均由于癌组织浸润所致）。

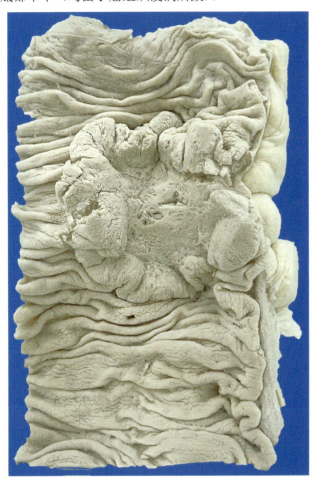

图 1-8-17　结肠腺癌（colonic adenocarcinoma）　编号 28

肠黏膜表面见结节状突起的中心坏死、脱落呈火山口状溃疡，边缘坚硬而隆起，底部不平。

二、组织切片

No.47　小结节性肝硬化（micronodular cirrhosis）（图 1-8-18-A ～图 1-8-18-C）

组织辨认：

见 No.76。

观察要点：

1. 假小叶形成

（1）正常肝小叶结构被破坏，由许多大小较一致的岛屿状肝细胞团所取代，即假小叶。

（2）假小叶特点。

1）中央静脉偏位、两个或缺如。

2）肝索排列紊乱，血窦扭曲、变窄。

3）肝细胞可变性（脂肪变、水变性）、坏死和再生（体积较大、胞质丰富、核大深染或双核）。

4）有时可见门管区结构。

2. 纤维间隔包绕假小叶

（1）假小叶间结缔组织增生并互相连接形成较窄的纤维间隔。

（2）纤维间隔内见小胆管增生、假胆管形成（两层小立方细胞并列成为条索，类似小胆管而无管腔），并有淋巴细胞浸润。

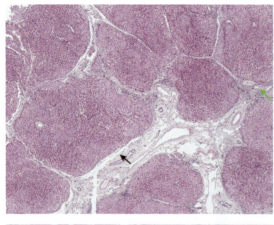

图 1-8-18-A　小结节性肝硬化（micronodular cirrhosis）　No.47

黑色箭头所示：假小叶；绿色箭头所示：纤维间隔。

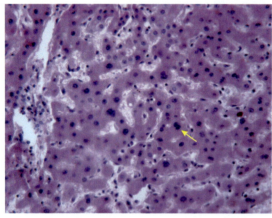

图 1-8-18-B　小结节性肝硬化（micronodular cirrhosis）　No.47

黄色箭头所示：假小叶内再生肝细胞。

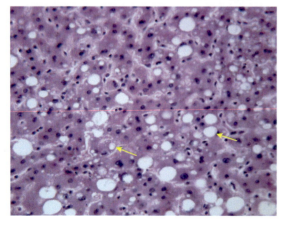

图 1-8-18-C　小结节性肝硬化（micronodular cirrhosis）　No.47

黄色箭头所示：假小叶内肝细胞脂肪变。

No.50　胃腺癌（gastric adenocarcinoma）（图 1-8-19-A ～图 1-8-19-C）

组织辨认：

见 No. 94。

观察要点：

1. 癌细胞呈实心团块或条索状排列，间质分布于肿瘤细胞集团之间（说明来源于上皮组织）。

2. 部分癌细胞胞质偏红，类似于胃腺体中的壁细胞（说明来源于胃黏膜上皮）。

3. 胃黏膜上皮细胞异常增生，浸润性生长，胃壁各层均见癌细胞浸润；癌细胞异型性大：癌细胞体积大小不等，呈圆形或短梭形，核大深染、形状不规则、多无腺样结构；间质纤维组织较多（说明是恶性肿瘤，且属于腺癌中的硬癌）。

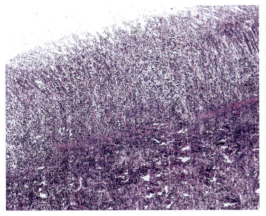

图 1-8-19-A　胃腺癌（gastric adenocarcinoma）

No.50

癌细胞浸润性生长，原有胃黏膜结构破坏。

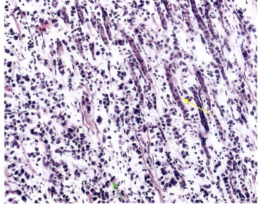

图 1-8-19-B　胃腺癌（gastric adenocarcinoma）

No.50

绿色箭头所示：癌细胞胞质偏红；橘黄色箭头所示：残存腺体。

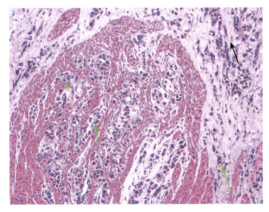

图 1-8-19-C　胃腺癌（gastric adenocarcinoma）

No.50

绿色箭头所示：癌巢、癌索；黑色箭头所示：间质。

No.51　肝细胞肝癌（hepatic cell carcinoma）（图 1-8-20-A ～图 1-8-20-D）

组织辨认：

见 No.76。

观察要点：

1. 癌细胞形成大小不等的癌巢，间质分布于肿瘤细胞集团之间（说明什么？）。

2. 癌细胞呈多边形，癌巢表面被覆单层扁平上皮（类似于肝血窦结构），部分癌细胞能分泌胆汁（功能上与肝细胞相似的地方）（说明什么？）。

3. 细胞异常增生，浸润性生长，异型性大，核大小不一、形状怪异、染色较深，可见多核、核仁增大，并可见病理性丝状核分裂象；癌巢中央见片状坏死（说明什么？）。

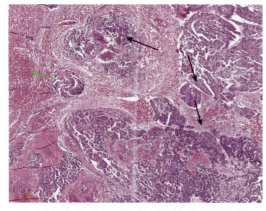

图 1-8-20-A　肝细胞肝癌（hepatic cell carcinoma）　No.51

黑色箭头所示：肝癌组织；绿色箭头所示：周围肝组织。

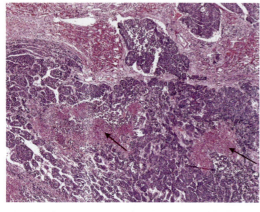

图 1-8-20-B　肝细胞肝癌（hepatic cell carcinoma）　No.51

箭头所示：癌巢中央片状坏死。

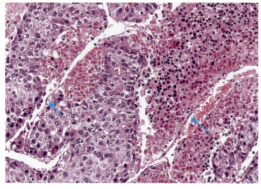

图 1-8-20-C　肝细胞肝癌（hepatic cell carcinoma）　No.51

箭头所示：癌巢表面被覆的单层扁平上皮。

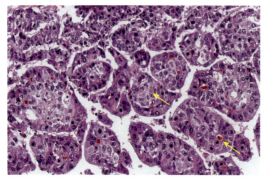

图 1-8-20-D　肝细胞肝癌（hepatic cell carcinoma）　No.51

箭头所示：胆汁产生，胆栓形成。

【本章小结】

病毒性肝炎临床病理类型的镜下主要病变比较

临床病理类型			变质	渗出		增生
普通型	急性	无黄疸型	1. 变性重；2. 坏死轻	轻度		无
		黄疸型	1. 变性重；2. 坏死灶稍多、稍重	轻度		无
	慢性	轻度	点状坏死	轻度		轻：门管区周围纤维增生
		重度	重度碎片状坏死，大范围桥接坏死	重度		重：小叶周边及坏死区纤维条索连接，肝细胞不规则再生
重型	急性		弥漫性大片坏死	明显		轻度
	亚急性		亚大块坏死	明显		明显：1. 肝细胞再生；2. 结缔组织增生；3. 小胆管增生

（杨丽娟 王 芳）

第九章　淋巴造血系统疾病
Chapter 9　Disease of Lymphoid and Hematopoietic System

【目的要求】

1. 知识目标
（1）能够归纳霍奇金淋巴瘤的分类，总结经典型霍奇金淋巴瘤的病变特点。
（2）能够概述非霍奇金淋巴瘤常见类型的病变特点。
（3）能够概述急、慢性髓性白血病的病理变化及临床病理联系。
（4）能够说出 WHO 关于淋巴组织肿瘤的新分类。

2. 技能目标
（1）能够使用显微镜观察和辨认 R-S 细胞的形态特点。
（2）能够描述慢性粒细胞性白血病的病变特点。

3. 情感、态度和价值观目标
生活中注意少接触不环保的装修材料等，尤其是儿童，形成良好的生活习惯。

【实验内容】

1. 学习霍奇金淋巴瘤和非霍奇金淋巴瘤的形态特点和临床病理联系。

2. 实验类型　基础性实验。

实习十四　淋巴造血系统肿瘤
Practice 14　Tumor of Lymphoid and Hematopoietic System

	大体标本		组织切片
编号 55 ①	急性粒细胞性白血病肾（绿色瘤）	No.54	淋巴结霍奇金淋巴瘤（混合细胞型）
编号 55 ②	淋巴细胞性白血病肾	No.52	慢性粒细胞性白血病肝
编号 56	（大网膜或腹主动脉旁）淋巴结恶性淋巴瘤		

一、大体标本

参见图 1-9-1 ～图 1-9-4。

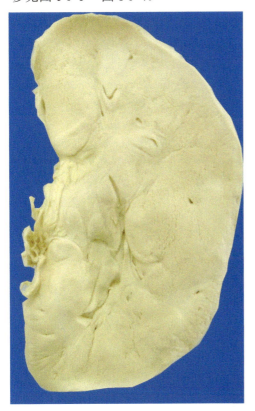

图 1-9-1 急性粒细胞性白血病肾（绿色瘤）
［kidney of acute granulocytic leukemia
（chloroma）］ 编号 55 ①
肾体积增大，切面皮髓质分界不清并可见多个结节，
边缘不清楚。

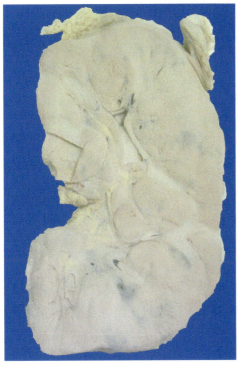

图 1-9-2 淋巴细胞性白血病肾
（kidney of lymphocytic leukemia） 编号 55 ②
肾体积增大，切面可见正常结构模糊不清，散在多处出
血区域。

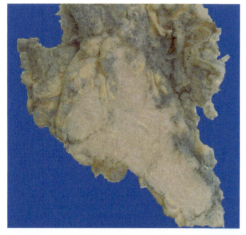

图 1-9-3　大网膜淋巴结恶性淋巴瘤
（malignant lymphoma in the lymph nodes of
great omentum）
编号 56

大网膜淋巴结融合，体积增大。切面质软，呈灰黄色，质地细腻组织结构不清，肿瘤组织浸润邻近肠系膜脂肪组织。

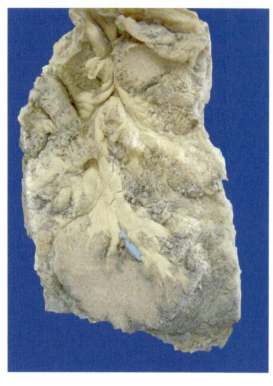

图 1-9-4　腹主动脉旁淋巴结恶性淋巴瘤
（malignant lymphoma of the lymph nodes beside
abdominal aorta）　编号 56

腹主动脉旁淋巴结融合，切面边界不清，呈灰白色。

二、组织切片

No.54　淋巴结霍奇金淋巴瘤（混合细胞型）[Hodgkin's lymphoma（mixed cell type）]（图 1-9-5-A ～图 1-9-5-C）

观察要点：

1. 淋巴组织中肿瘤细胞浸润，正常结构被破坏。

2. 肿瘤细胞异型性大，多数单核，也可见特殊的多核瘤巨细胞。瘤巨细胞的胞质丰富，核体积大，呈空泡状，核仁大而圆。典型的双核 R-S 细胞双核面对面排列，直径和红细胞接近，如镜物互映，称为"镜影细胞"。

3. 明显炎症细胞浸润，少量纤维结缔组织增生。

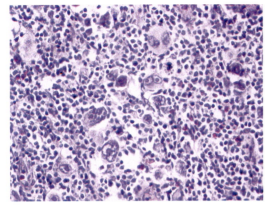

图 1-9-5-A　淋巴结霍奇金淋巴瘤（混合细胞型）
〔Hodgkin's lymphoma（mixed cell type）〕　No.54
细胞类型多样化，以多种炎症细胞混合浸润为背景，包括淋巴细胞、浆细胞、中性粒细胞、嗜酸性粒细胞和组织细胞等反应性细胞成分；可见数量不等、形态不一的肿瘤细胞散布其间。肿瘤细胞包括 R-S 细胞及其变异型细胞、霍奇金细胞（×400）。

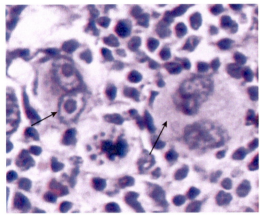

图 1-9-5-B　淋巴结霍奇金淋巴瘤（混合细胞型）
〔Hodgkin's lymphoma（mixed cell type）〕　No.54
箭头所示：典型的双核 R-S 细胞（镜影细胞）。

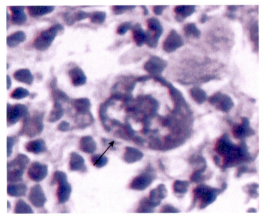

图 1-9-5-C　淋巴结霍奇金淋巴瘤（混合细胞型）
〔Hodgkin's lymphoma（mixed cell type）〕　No.54
箭头所示：霍奇金细胞。

No.52　慢性粒细胞性白血病肝（chronic granulocytic leukemia of the liver）（图 1-9-6-A，图 1-9-6-B）

观察要点：

1. 低倍镜下可见肝组织中肝细胞萎缩、数量减少，大量粒细胞弥漫性浸润，集中在肝血窦和门管区。

2. 高倍镜下同时可见各分化阶段的粒细胞，以分叶核和杆状核为主；部分粒细胞存在坏死表现。

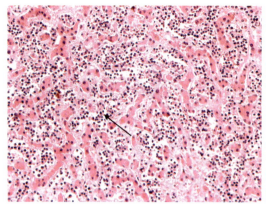

图 1-9-6-A 慢性粒细胞性白血病肝（chronic
granulocytic leukemia of the liver） No.52

箭头所示：肝血窦内可见大量粒细胞浸润（×200）。

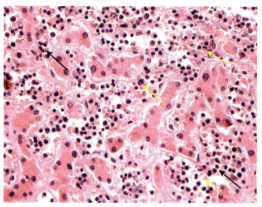

图 1-9-6-B 慢性粒细胞性白血病肝（chronic
granulocytic leukemia of the liver） No.52

黑色箭头所示：杆状核粒细胞（×400）；黄色箭头所示：分叶核粒细胞。

【本 章 小 结】

霍奇金淋巴瘤的组织学分型

霍奇金淋巴瘤的组织学分型

类型		组织学特点	临床特点
结节性淋巴细胞为主型霍奇金淋巴瘤（NLPHL）		结节性浸润，主要为中小淋巴细胞，无"经典"R-S细胞，可见称为爆米花样细胞的变异型R-S细胞	病变局限，预后较好
经典型霍奇金淋巴瘤（CHL）	富于淋巴细胞型（LR）	大量反应性淋巴细胞，主要为小淋巴细胞，诊断性R-S细胞	病变局限，预后较好
	结节硬化型（NS）	粗大的胶原纤维束分割淋巴结为大小不等的结节，多为陷窝细胞。中性粒细胞和嗜酸性粒细胞多见	青年妇女多见，诊断时多为Ⅰ、Ⅱ期，预后可
	混合细胞型（MC）	肿瘤细胞与各种炎症细胞混合存在，诊断性R-S细胞和霍奇金细胞多见	男性、年长者多见，有播散倾向，预后相对较差
	淋巴细胞减少型（LD）	大量R-S细胞或多形性瘤细胞	好发于HIV阳性者，诊断时多为Ⅲ、Ⅳ期，预后差

（邹英鹰　木志浩）

第十章 泌尿系统疾病
Chapter 10 Disease of the Urinary System

【目的要求】

1. 知识目标

（1）能够归纳急性弥漫性增生性肾小球肾炎、快速进行性肾小球肾炎、慢性肾小球肾炎的病变特点和临床病理联系。

（2）能够归纳急、慢性肾盂肾炎的病变特点和临床病理联系。

（3）能够解释大红肾、新月体、继发性颗粒性固缩肾、肺出血-肾炎综合征的概念。

（4）能够概括急性肾盂肾炎的合并症。

（5）能够说出肾病综合征相关肾小球肾炎的病变特点。

（6）能够说出肾小球肾炎的病因、发病机制、免疫荧光、电镜特征及病理学分类。

2. 技能目标

（1）能够使用显微镜观察和辨认急性弥漫性增生性肾小球肾炎、慢性肾小球肾炎、肾盂肾炎的镜下主要病变，并联系临床表现。

（2）能够绘制慢性肾小球肾炎的镜下示意图。

3. 情感、态度和价值观目标
能够重视疾病的规范诊断、治疗，尤其是肾小球肾炎诊断要点，肾盂肾炎治疗中抗生素的规范运用，加强职业道德要求的宣传。

【实验内容】

1. 学习肾小球肾炎、肾盂肾炎、泌尿系统肿瘤的基本病变，观察大体标本的病变特点。

2. 归纳总结各类型肾小球肾炎的临床病理联系。

3. 实验类型　基础性实验。

实习十五　肾小球肾炎、肾盂肾炎和泌尿系统肿瘤
Practice 15　Glomerulonephritis, Pyelonephritis and Urinary System Tumor

	大体标本		组织切片
编号 57	急性弥漫性增生性肾小球肾炎	No.56	急性弥漫性增生性肾小球肾炎
编号 58	慢性肾小球肾炎（慢性硬化性肾小球肾炎）	No.58	慢性肾小球肾炎
编号 59	慢性肾盂肾炎	No.61	慢性肾盂肾炎急性发作
编号 60	膀胱癌		
编号 111	肾细胞癌		

一、大体标本

参见图 1-10-1 ～图 1-10-5。

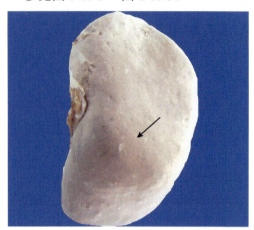

图 1-10-1 急性弥漫性增生性肾小球肾炎（acute diffuse proliferative glomerulonephritis）编号 57

肾体积增大，被膜紧张，由于表面充血，颜色呈现深红色，因此也称之为"大红肾"。有时在肾表面可见散在出血点，因此又称之为"蚤咬肾"。切面可见肾皮质增厚，皮髓质分界清楚。

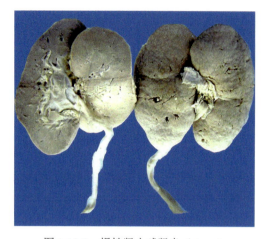

图 1-10-2 慢性肾小球肾炎（chronic glomerulonephritis）编号 58

双侧肾体积对称性缩小，重量减轻，质地变硬。肾表面呈细颗粒状，切面可见肾皮质明显变薄，且皮髓质分界不清，肾盂周围脂肪增多。

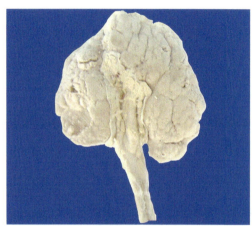

图 1-10-3 慢性肾盂肾炎（chronic pyelonephritis）编号 59

病变可累及单侧或者双侧肾。肾体积缩小，重量减轻，变形明显，如病变累及双肾，则肾体积通常呈不对称性缩小。病变肾表面可见粗大、不规则、凹陷性瘢痕，切面瘢痕多呈字母"U"或者"V"形。可见肾盂肾盏变形、肾乳头萎缩、肾盂黏膜增厚变粗糙，皮髓质分界不清。

图 1-10-4 膀胱癌（carcinoma of bladder）编号 60

肿瘤可发生在膀胱的任何部位，其中以三角区最为常见。可见肿瘤呈菜花状，由不同大小的乳头状突起构成。

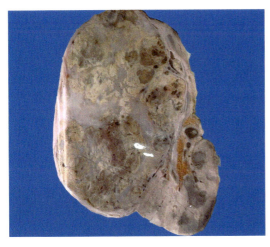

图 1-10-5　肾细胞癌（renal cell carcinoma）
编号 111

肿瘤多位于肾的上极，呈结节状，和周围组织分界相对清楚，可有假包膜形成。肿瘤组织由于坏死、出血等继发性改变，常可呈现淡黄色、灰白色、红棕色等不同颜色。

二、组织切片

No. 56　急性弥漫性增生性肾小球肾炎〔acute diffuse proliferative glomerulonephritis〕（图 1-10-6-A，图 1-10-6-B）

组织辨认：

组织分为皮质和髓质两部分，皮质部分可见肾小球及肾小管，故为肾组织。

观察要点：

1. 病变弥漫。

2. 肾小球体积增大，细胞数目增多（增多的细胞主要为毛细血管内皮细胞和系膜细胞）。毛细血管管腔狭窄或闭塞，肾球囊腔中见少量蛋白渗出物。

3. 肾小管上皮细胞水肿，腔内可见管型（由原尿中的细胞成分或蛋白成分构成）。

4. 间质充血、水肿，可见少量淋巴细胞、浆细胞浸润。

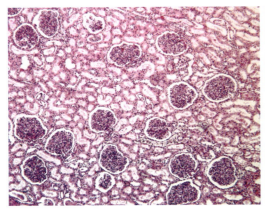

图 1-10-6-A　急性弥漫性增生性肾小球肾炎
（acute diffuse proliferative glomerulonephritis）
No.56

病变弥漫，肾小球体积增大，细胞数目增多。肾小管内可见蛋白渗出物、红细胞。

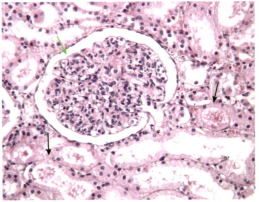

图 1-10-6-B　急性弥漫性增生性肾小球肾炎
（acute diffuse proliferative glomerulonephritis）
No.56

箭头所示：毛细血管内皮细胞及系膜细胞数量增多，导致整个肾小球体积增大（绿色箭头）。肾小管上皮细胞水肿，管腔内有红细胞和絮状蛋白渗出物（黑色箭头）。

No. 58 慢性肾小球肾炎（chronic glomerulonephritis）（图 1-10-7-A，图 1-10-7-B）

组织辨认：

组织分为皮质和髓质两部分，皮质部分可见肾小球及肾小管，故为肾组织。

观察要点：

1. 大部分肾小球纤维化、玻璃样变，相应肾小管萎缩、消失。

2. 间质纤维结缔组织显著增生，可见淋巴细胞、浆细胞浸润。

3. 细小动脉内膜增厚、玻璃样变。

4. 部分肾单位代偿性肥大，表现为肾小球的体积增大，肾小管扩张。

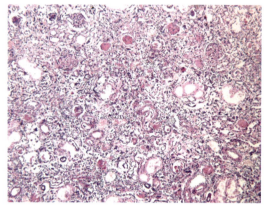 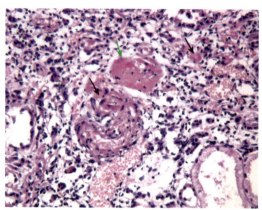

图 1-10-7-A 慢性肾小球肾炎（chronic glomerulonephritis） No.58

大多数肾小球纤维化、玻璃样变，相应肾小管萎缩消失。部分肾单位代偿，肾小球的体积增大，肾小管扩张。间质大量纤维结缔组织增生。

图 1-10-7-B 慢性肾小球肾炎（chronic glomerulonephritis） No.58

箭头所示：肾小球纤维化、玻璃样变（绿色箭头）；部分细小动脉内膜增厚，玻璃样变（黑色箭头）。

No. 61 慢性肾盂肾炎急性发作（acute attack of chronic pyelonephritis）（图 1-10-8-A～图 1-10-8-D）

观察要点：

1. 切片可见肾盂扩大，充满中性粒细胞、脓细胞。部分肾盂黏膜上皮脱落，或鳞状化生，壁增厚。

2. 肾皮质中，部分肾球囊周围纤维化，部分肾小球纤维化、玻璃样变，相应肾小管萎缩、消失，部分肾小球代偿性肥大，相应肾小管代偿性扩张，肾小管内可见管型。

3. 间质大量纤维结缔组织增生，部分血管壁增厚，淋巴细胞、浆细胞、中性粒细胞浸润。

4. 肾包膜结缔组织增生，明显增厚。

5. 急性发作的表现

（1）肾包膜、肾皮质、肾髓质血管扩张充血。

（2）肾间质中见多个小脓肿形成，为大量中性粒细胞、脓细胞。

（3）部分肾小管腔内充满脓细胞、中性粒细胞。

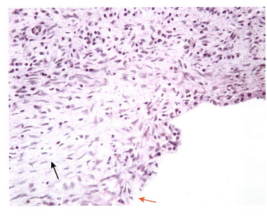

图 1-10-8-A 慢性肾盂肾炎急性发作（acute attack of chronic pyelonephritis） No.61

箭头所示：部分肾盂上皮细胞脱落（红色箭头），间质呈现不规则纤维化（黑色箭头）。

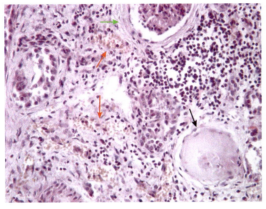

图 1-10-8-B 慢性肾盂肾炎急性发作（acute attack of chronic pyelonephritis） No.61

箭头所示：肾球囊周围纤维化（绿色箭头），甚至整个肾小球发生玻璃样变（黑色箭头）。间质内可见血管扩张充血（红色箭头）。

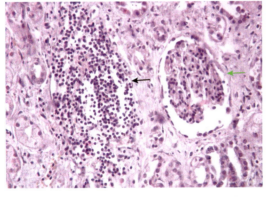

图 1-10-8-C 慢性肾盂肾炎急性发作（acute attack of chronic pyelonephritis） No.61

箭头所示：肾球囊周围纤维化明显（绿色箭头），肾间质中可见散在小脓肿形成，脓腔内见大量中性粒细胞、脓细胞（黑色箭头）。

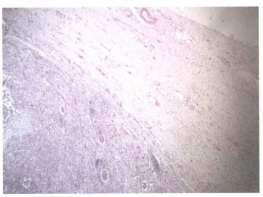

图 1-10-8-D 慢性肾盂肾炎急性发作（acute attack of chronic pyelonephritis） No.61

严重的纤维化导致肾包膜增厚。

【本章小结】

肾小球病变的主要特征：

（1）急性弥漫性增生性肾小球肾炎：以毛细血管内皮细胞和系膜细胞增生为特征，肾小球体积增大，肾间质充血→大红肾。

（2）慢性肾小球肾炎：以肾小球纤维化和玻璃样变性硬化为特征，肾单位毁损→固缩肾。

（3）慢性肾盂肾炎：以不规则肾盂、肾盏、肾间质纤维化、肾球囊周围纤维化为主要特征→瘢痕肾。

（邹英鹰　黄柏慧）

第十一章　生殖系统和乳腺疾病

Chapter 11　Disease of Genital System and Breast

【目的要求】

1. 知识目标

（1）能够解释宫颈上皮异型增生、宫颈上皮内瘤变（CIN）的概念，阐述分级标准。

（2）能够解释宫颈原位癌和原位癌累及腺体的概念，阐述宫颈早期浸润癌、浸润癌的病变特点。

（3）能够归纳葡萄胎、侵蚀性葡萄胎、绒毛膜癌的病变特点。

（4）能够归纳乳腺癌的组织类型及常见类型的病变特点。

（5）能够概述宫颈癌、乳腺癌的临床病理联系和扩散规律。

（6）能够列举乳腺癌的特殊类型和卵巢肿瘤的分类。

2. 技能目标

（1）能够使用显微镜观察和辨认宫颈原位癌累及腺体、乳腺髓样癌的镜下主要病变，并联系临床表现。

（2）能够描述宫颈癌、乳腺癌的类型和肉眼病变特点。

（3）能够描述葡萄胎、侵蚀性葡萄胎和绒癌的肉眼病变特点，并能解释三者的区别。

3. 情感、态度和价值观目标　能够认同健康的生活方式，预防宫颈癌的发生。

【实验内容】

1. 学习宫颈癌、乳腺癌、葡萄胎、侵蚀性葡萄胎和绒癌的镜下及肉眼病变。

2. 实验类型　基础性实验。

实习十六　子宫、卵巢和乳腺疾病

Practice 16　Disease of Uterus，Ovary and Breast

大体标本		组织切片	
编号 32	宫颈癌 ①内生浸润型 ②外生菜花型	No.65	宫颈原位癌累及腺体
编号 86	子宫内膜癌	No.69	乳腺髓样癌
编号 64	葡萄胎		
编号 65	绒毛膜癌		

续表

大体标本	组织切片
编号61 子宫平滑肌瘤	
编号62 卵巢囊腺瘤 ①浆液性 ②黏液性	
编号63 卵巢畸胎瘤	
编号33 乳腺浸润性导管癌（硬癌）	
编号34 乳腺髓样癌	

一、大体标本

参见图 1-11-1 ～图 1-11-11。

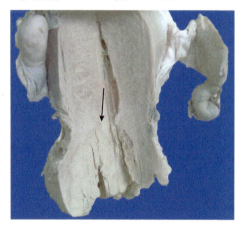

图 1-11-1　宫颈癌（cervical cancer）　编号 32 ①
癌组织主要向子宫颈深部浸润生长，使宫颈前后唇增厚变硬，表面常较光滑。

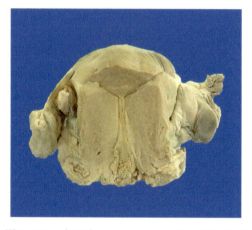

图 1-11-2　宫颈癌（cervical cancer）　编号 32 ②
癌组织主要向子宫颈表面生长，形成菜花状突起。

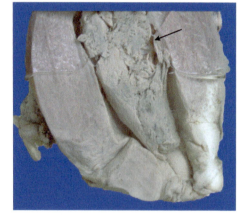

图 1-11-3　子宫内膜癌（endometrial carcinoma）　编号 86
子宫内膜癌局限型，多位于宫底或宫角，呈息肉或乳头状突入宫腔。

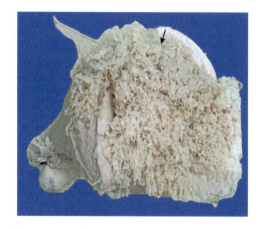

图 1-11-4　葡萄胎（hydatidiform mole）　编号 64
绒毛水肿，呈半透明囊泡，有水泡状胎块之称，外观状似葡萄，故名葡萄胎。

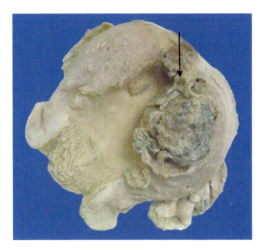

图 1-11-5 绒毛膜癌（choriocarcinoma） 编号 65

以出血、坏死显著为特征，暗红色结节状肿块似血肿，肿块突入宫体，似坏死组织，并向子宫肌壁浸润。

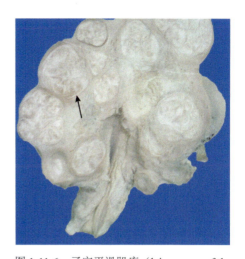

图 1-11-6 子宫平滑肌瘤（leiomyoma of the uterus） 编号 61

子宫肌壁间可见多个灰白色结节，境界清楚，质韧，切面为编织状或漩涡状结构，无出血坏死。子宫体积增大。

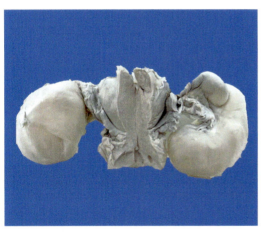

图 1-11-7 卵巢浆液性囊腺瘤（serous cystadenoma of the ovary） 编号 62 ①

多为单房，囊壁光滑，内含清亮液体。

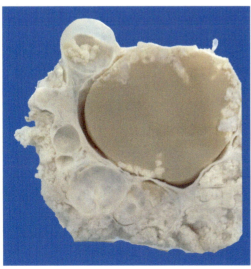

图 1-11-8 卵巢黏液性囊腺瘤（ovarian mucus cystadenoma） 编号 62 ②

瘤体大小不等，表面光滑或呈结节状，包膜完整，切面多房，腔内充满黏稠液体。

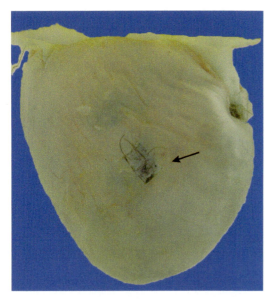

图 1-11-9　卵巢畸胎瘤（ovarian teratoma）
编号 63

肿瘤体积大小不一，多为单房性，内壁为颗粒状、粗糙不平，囊腔内可见皮脂、毛发，甚至可见到牙齿等。

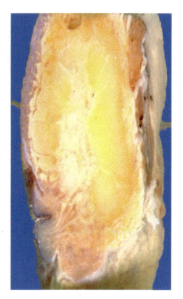

图 1-11-10　乳腺浸润性导管癌（硬癌）（invasive ductal carcinoma of the breast）　编号 33

肿块较小，肿瘤呈灰白色，质硬，无包膜，呈不规则树根状，乳头内陷，皮肤呈现橘皮样外观。

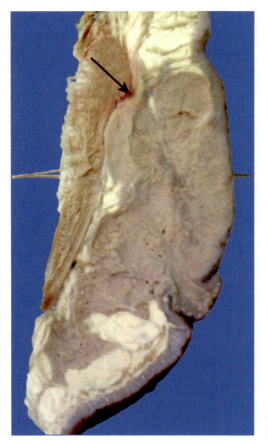

图 1-11-11　乳腺髓样癌（medullary carcinoma of the breast）　编号 34

表面肿块较大呈球结状隆起，乳头突出，皮肤红肿发亮。切面肿块呈球形，灰白色，无包膜。

二、组织切片

No.65　宫颈原位癌累及腺体 (carcinoma in situ involve glands of cervix uteri)（图1-11-12-A，图1-11-12-B）

观察要点：

1. 异型增生的细胞占据上皮的全层，细胞大小不等，染色深，细胞极性消失，可见核分裂象，但上皮基膜完整（原位癌）。

2. 原位癌细胞沿宫颈黏液腺开口处向下延伸，占据部分或全部腺上皮，但腺体的基膜完整（累及腺体）。

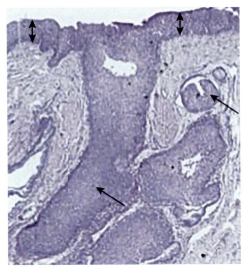

图 1-11-12-A　宫颈原位癌累及腺体（carcinoma in situ involve glands of cervix uteri）　No.65

异型增生的细胞占据上皮全层（双向箭头所示），异型性明显。异型细胞沿宫颈腺体向下生长，占据部分（红色箭头所示）或全部腺上皮（黑色箭头所示）。

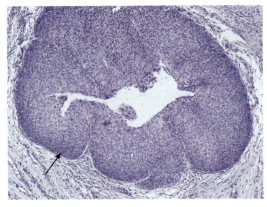

图 1-11-12-B　宫颈原位癌累及腺体（carcinoma in situ involve glands of cervix uteri）　No.65

箭头所示：腺体基膜完整。

No.69　乳腺髓样癌（medullary carcinoma of breast）（图 1-11-13-A ～图 1-11-13-C ）

观察要点：

1. 病变周围见有部分正常乳腺组织，乳腺小导管上皮细胞恶性增生，浸润性生长，形成大小不等的癌巢、癌索。

2. 癌细胞呈多边形，体积较大，胞质丰富，核大小不一，有的形态奇异，染色较深，可见明显核仁，丝状核分裂象多见。

3. 结缔组织包绕于癌巢和癌索间，间质较少，故名髓样癌，间质内见有淋巴细胞浸润。

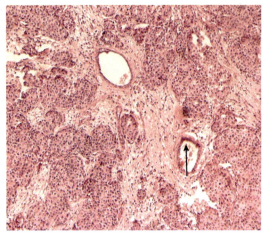

图 1-11-13-A　乳腺髓样癌（medullary carcinoma of breast）No.69

乳腺导管上皮恶性增生，浸润性生长，形成大小不等的癌巢、癌索（箭头所示）。

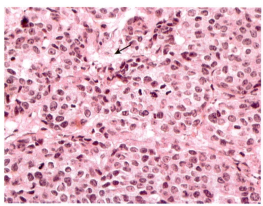

图 1-11-13-B　乳腺髓样癌（medullary carcinoma of breast）No.69

癌细胞呈多边形，体积较大，异型性明显，病理性核分裂象多见。癌巢间间质少（箭头所示），故名髓样癌。

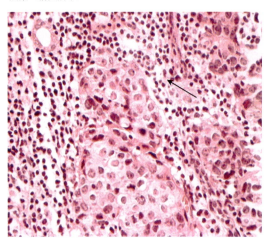

图 1-11-13-C　乳腺髓样癌（medullary carcinoma of breast）No.69

癌巢间间质内淋巴细胞浸润（箭头所示）。

【本 章 小 结】

1. 子宫颈上皮内瘤变（cervical intraepithelial neoplasia，CIN）　分级：CIN Ⅰ级——异型细胞局限于上皮的下 1/3，50% 可自然消退，＜ 2% 发展为浸润癌。CIN Ⅱ级——异型细胞累及上皮层的下 1/3 至 2/3。CIN Ⅲ级——增生的异型细胞超过全层的 2/3，包括原位癌，至少有 20% 在 10 年内发展为浸润癌。原位癌累及腺体仍属于原位癌范畴。淋巴道转移是最常见和最重要的转移途径。

2. 子宫颈癌组织学类型中最常见的是子宫颈鳞状细胞癌。

3. 葡萄胎、侵蚀性葡萄胎、绒癌的比较。

葡萄胎、侵蚀性葡萄胎、绒癌的比较

		葡萄胎	侵蚀性葡萄胎	绒癌
性质		良性病变	交界性肿瘤	恶性肿瘤
病变特点	镜下	①滋养层细胞有不同程度增生；②绒毛间质高度水肿；③绒毛间质血管消失	滋养层细胞增生程度和异型性比葡萄胎显著，常见出血坏死，其中可见水泡状绒毛或坏死的绒毛	①滋养层细胞异常增生；②无绒毛结构；③无间质，无血管；④常伴坏死出血
	肉眼	绒毛高度水肿，形成透明或半透明的薄壁水疱，内含清亮液体，有蒂相连，形似葡萄	以水泡状绒毛侵入子宫肌层为特征	癌结节质软，呈暗红色或紫蓝色，单个或多个，可位于子宫不同部位，常侵入深肌层，可穿透宫壁达浆膜外

4. 乳腺癌组织学上分为非浸润性癌和浸润性癌　非浸润性癌包括导管内原位癌和小叶原位癌。浸润性导管癌是最常见的浸润性乳腺癌，其次为浸润性小叶癌。淋巴道转移是乳腺癌最常见的转移途径，首先转移至同侧腋窝淋巴结。

（金以超　叶　宏）

第十二章 内分泌系统疾病
Chapter 12 Disease of Endocrine System

【目的要求】

1. 知识目标

（1）掌握毒性弥漫性甲状腺肿和单纯性甲状腺肿的病理变化及临床病理联系。

（2）能够概述甲状腺腺瘤、甲状腺癌的病理变化。

2. 技能目标　能够使用显微镜观察和辨认毒性弥漫性甲状腺肿和单纯性甲状腺肿的镜下主要病变，并联系临床表现。

3. 情感、态度和价值观目标　能够认同健康的生活方式，预防疾病的发生。

【实验内容】

1. 学习甲状腺肿、甲状腺炎、甲状腺肿瘤的病理变化。

2. 学习甲状腺肿的类型。

3. 实验类型　基础性实验。

实习十七　甲状腺疾病
Practice 17 Thyroid Disease

	大体标本		组织切片
编号 95	弥漫性胶样甲状腺肿	No.49	突眼性甲状腺肿
编号 82	结节性甲状腺肿	No.48	慢性淋巴细胞性甲状腺炎
编号 96	突眼性甲状腺肿		

一、大体标本

参见图 1-12-1 ～图 1-12-3。

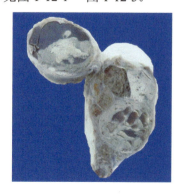

图 1-12-1　弥漫性胶样甲状腺肿（diffuse colloid goiter）编号 95

甲状腺肿大均匀，表面光滑，切面呈淡褐色半透明状。

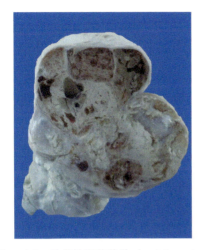

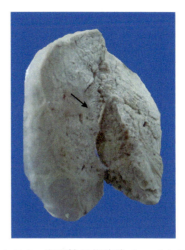

图 1-12-2　结节性甲状腺肿（nodular goiter）
编号 82

甲状腺呈现不对称性结节状增大，结节大小不一，有的结节境界清楚但无完整包膜，切面可见坏死、出血、钙化、囊性变和瘢痕形成。

图 1-12-3　突眼性甲状腺肿（exophthalmic goiter）编号 96

甲状腺弥漫性肿大，可达正常大小的 2～4 倍，表面光滑，有包膜，质实，且状如牛肉。切面呈灰红色、分叶状（箭头所指）、胶质含量较少。

二、组织切片

No.49　突眼性甲状腺肿（exophthalmic goiter）（毒性弥漫性甲状腺肿 toxic diffuse goiter 或格雷夫斯病）（图 1-12-4-A，图 1-12-4-B）

观察要点：

1. 可观察到滤泡增生，数量增多。滤泡上皮增生呈现高柱状，多呈无分支的乳头突入滤泡腔内，或者有小滤泡形成。

2. 滤泡内胶质稀薄，滤泡周围胶质有大量吸收空泡。

3. 间质内淋巴组织增生，有淋巴滤泡形成，间质内的血管充血。

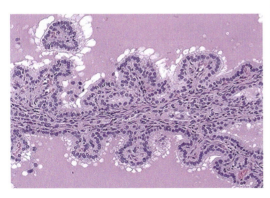

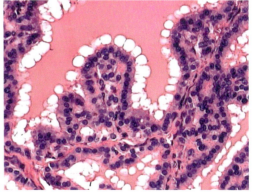

图 1-12-4-A　突眼性甲状腺肿（exophthalmic goiter）No.49

增生：上皮高柱状，伴乳头状增生。

图 1-12-4-B　突眼性甲状腺肿（exophthalmic goiter）No.49

胶质：稀少、吸收空泡增大。间质：血管充血，淋巴细胞浸润。

No.48 慢性淋巴细胞性甲状腺炎（chronic lymphocytic thyroiditis）（桥本甲状腺炎 Hashimoto thyroiditis）（图 1-12-5-A，图 1-12-5-B）

观察要点：

1. 甲状腺实质破坏广泛，大量淋巴细胞、浆细胞浸润，并且有淋巴滤泡形成。

2. 甲状腺滤泡部分发生萎缩，腔内胶质减少且颜色加深，部分滤泡上皮体积增大，胞质红染，转化成为嗜酸性细胞。

3. 间质内纤维组织增生。

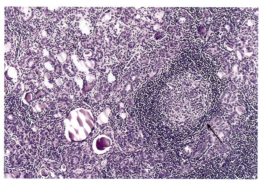 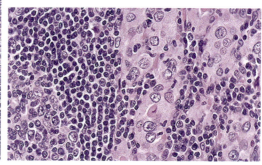

图 1-12-5-A　慢性淋巴细胞性甲状腺炎（chronic lymphocytic thyroiditis）No.48
甲状腺实质广泛破坏，部分甲状腺滤泡发生萎缩。箭头所示：有淋巴滤泡形成

图 1-12-5-B　慢性淋巴细胞性甲状腺炎（chronic lymphocytic thyroiditis）No.48
大量淋巴细胞、浆细胞浸润，间质内纤维组织增生

【本 章 小 结】

一、单纯性甲状腺肿

本病又称为非毒性甲状腺肿，可分为散发性和地方性两种。地发性甲状腺肿易在山区和半山区、远离海岸的内陆发生。其各期病理特点如表 1-12-1 所示。

表 1-12-1　单纯性甲状腺肿各期病理特点

分期	镜下改变	肉眼改变
增生期	小滤泡增生活跃，滤泡呈上皮立方或低柱状；胶质含量少；间质充血	弥漫性肿大，表面光滑无结节
胶质贮积期	滤泡高度扩张，可有小滤泡或假乳头形成；滤泡呈上皮立方或变扁平；腔内胶质量大且浓稠；间质少	均匀肿大，切面淡褐色半透明状
结节期	滤泡大小不等，可有小滤泡或假乳头形成；滤泡呈上皮立方、柱状或扁平状；胶质含量不等；间质纤维组织增生，包绕分隔结节	不对称结节性增大，结节大小不一，可出血坏死或囊性变

二、弥漫性毒性甲状腺肿

（一）临床表现为甲状腺功能亢进症三联征

1. 甲状腺肿大，伴有甲状腺功能亢进症表现：心悸、多食、消瘦、多汗等。

2. 突眼征，故本病也被称为突眼性毒性甲状腺肿，格雷夫斯病。

3. 胫前水肿。

（二）病理变化

1. 肉眼　甲状腺双侧弥漫性对称性肿大，一般为正常的 2～4 倍，表面光滑无结节，质较软，切面灰红，胶质含量少，切面质实呈牛肉样外观。上述颜色与结构改变，与非毒性甲状腺肿不同。

2. 镜下　①滤泡增生，大小不等，上皮多呈高柱状，向腔内突出形成乳头；②滤泡腔内胶质稀薄，在紧靠上皮的胶质内出现很多吸收空泡；③间质血管增生，明显充血，大量淋巴细胞浸润，并形成淋巴滤泡。

三、甲状腺肿瘤

（一）甲状腺腺瘤

甲状腺腺瘤是最常见的甲状腺良性肿瘤，多见于青中年妇女，腺瘤生长缓慢，大部分患者无明显症状，约 1% 的患者可出现甲状腺功能亢进。

（1）肉眼改变：多为单发，呈圆形或椭圆形，大小从直径数毫米到 3～5cm，局限在一侧腺体内，质地稍硬，表面光滑，边界清楚，无压痛，常压迫周围组织，能随吞咽上下移动，切面可见有完整包膜，肿瘤中心有时可见纤维化、囊性变或钙化。

（2）镜下改变：甲状腺腺瘤有以下六种类型——胚胎型腺瘤、胎儿型腺瘤、单纯型腺瘤、胶样型腺瘤、嗜酸细胞型腺瘤和非典型腺瘤。

甲状腺腺瘤易与结节性甲状腺肿的单发结节相混淆，两者的主要区别在于：①前者一般单发，有完整包膜；后者常为多发结节，无完整包膜。②瘤内组织结构比较一致；后者滤泡大小不一致，一般比正常的大。③腺瘤压迫周围组织，周围正常甲状腺组织有压迫现象，周围和邻近甲状腺组织均正常；后者周围甲状腺组织无压迫现象，邻近甲状腺内与结节内有相似病变。

（二）甲状腺癌

甲状腺癌（thyroid carcinoma）是由甲状腺滤泡上皮或滤泡旁细胞发生的恶性肿瘤，约占所有恶性肿瘤的 1.3% 以下，女性明显多于男性。一般来说，甲状腺癌比其他器官的癌发展相对缓慢，病程相对较长。值得注意的是，有的原发灶很小，临床上常首先发现转移灶。

（1）乳头状腺癌（papillary adenocarcinoma）：最多见，占甲状腺癌的 60%，青少年女性多见，恶性程度较低，生长较缓慢，预后较好。一般呈圆形，直径 1～3cm，质较硬，无包膜或包膜不完整，切面灰白或灰棕色，常伴有出血、坏死、纤维化和钙化。部分患者有囊形成，囊内可见乳头。癌组织有多级分支的乳头状结构，乳头上皮为单层或多层低柱状或立方形细胞；细胞核呈透明或毛玻璃状，无核仁。乳头中心为纤维血管间质。间质中常见同心圆状的钙化小体（砂粒体）。癌组织侵犯血管及包膜。

（2）髓样癌（medullary carcinoma）：是由滤泡旁细胞发生的癌，又称 C 细胞癌，属于 APUD 肿瘤的一种。占甲状腺癌的 5%～10%。肉眼：多为单个肿块，无包膜，但境界清楚，较软，切面呈灰白色或黄褐色，质实而软。镜下：肿瘤细胞为圆形、多角形或梭形的小细胞，呈巢状、索状或小滤泡状排列。胞质内有大小较一致的神经分泌颗粒。间质较丰富，常有淀粉样物质和钙盐沉着。

（3）滤泡癌（follicular carcinoma）：占甲状腺癌的 20% ～ 25%，多见于 40 岁以上的女性，以具有滤泡结构为特征。肉眼：呈圆形、椭圆形或分叶结节状，质地柔软，具弹性，或象皮样，有包膜或包膜不完整，切面呈灰白色或红褐色，可见出血、坏死、纤维化及钙化。镜下：分化良好的滤泡癌可见与正常甲状腺相似的组织结构，但有包膜、血管受侵袭的现象。分化差的滤泡癌则见不规则结构，细胞异型性大，核分裂象多见，呈团状或条索状排列，很少形成滤泡，偶见瘤体由嗜酸性癌细胞构成，称为嗜酸性细胞癌。

（4）未分化癌（undifferentiated carcinoma）：又称间变性癌或肉瘤样癌，约占甲状腺癌的 5% ～ 10%，多见于 50 岁以上的女性，恶性度高，生长快，早期即可向周围组织浸润和转移，预后差。根据组织学形态可分为小细胞型、巨细胞型、梭形细胞型和混合细胞型，其中巨细胞型预后最差。

（李晓雪）

第十三章　神经系统疾病
Chapter 11　Disease of Nervous System

【目的要求】

1. 知识目标
（1）能够总结中枢神经系统基本病变，列举常见并发症。
（2）能够归纳流行性脑脊髓膜炎的病因、基本病变、病理变化及临床病理联系。
（3）能够归纳流行性乙型脑炎的病因、基本病变、病理变化及临床病理联系。
（4）能够概述流行性脑脊髓膜炎的传染途径、发病机制、结局及并发症。
（5）能够概述流行性乙型脑炎的传染途径、发病机制、结局及并发症。
（6）能够说出常见的神经系统肿瘤（胶质瘤、神经鞘瘤）的病变特点。

2. 技能目标
（1）能够使用显微镜观察和辨认流行性乙型脑炎的镜下主要病变，并联系临床表现。
（2）能够描述流行性脑脊髓膜炎的病变特点。
（3）能够绘制流行性乙型脑炎的镜下示意图。

3. 情感、态度和价值观目标
（1）能养成良好的卫生习惯，认识到防蚊灭蚊的重要性，预防呼吸道传播、虫媒传播疾病的发生。
（2）结合先天性脑积水的病例，使学生认同产前定期体检、优生优育的重要性。

【实验内容】

1. 使用显微镜观察和辨认流行性乙型脑炎的镜下主要病变，并联系临床表现。
2. 学习流行性脑脊髓膜炎、流行性乙型脑炎的基本病变及临床病理联系。
3. 学习脑积水、脑疝的大体形态特征，并联系临床表现。
4. 实验类型　基础性实验。

实习十八　中枢神经系统并发症和感染性疾病
Practice 18　Complicating Disease of Central Nervous System and Infectious Disease

大体标本		组织切片	
编号 89	脑脓肿	No.77	流行性乙型脑炎
编号 102	脑积水		
编号 103	脑疝		

一、大体标本

参见图 1-13-1 ～图 1-13-3。

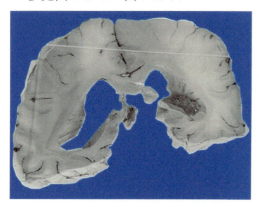

图 1-13-1 脑积水（hydrocephalus） 编号 102
两侧的侧脑室明显扩张，脑实质受压萎缩变薄。

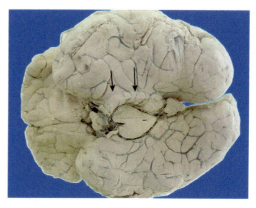

图 1-13-2 脑疝（brain hernia） 编号 103
一侧的颞叶海马沟回组织向下方膨出，可见小脑天幕边缘压痕（箭头所示），脑干受压变形。

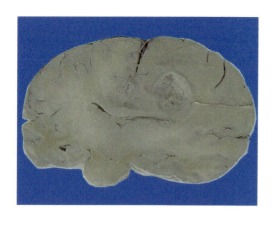

图 1-13-3 脑脓肿（brain abscess） 编号 89
大脑切面见脑实质内有 3 个大小不一的脓肿，最大者直径约 2cm，边界清楚，有较厚脓肿壁，内有黏稠的黄白色脓液。

二、组织切片

No.77 流行性乙型脑炎（epidemic encephalitis type B）（图 1-13-4-A ～图 1-13-4-F）
组织辨认：

低倍镜下可见脑膜、脑回、脑沟结构，灰质、白质分界清楚，脑实质内大量神经细胞和胶质细胞。

观察要点：

1. 筛状软化灶形成 为神经组织的灶性液化性坏死，在脑组织内散在分布、大小不等，圆形或椭圆形，边界较清楚。病灶内染色浅淡，质地疏松呈镂空筛网状，可见坏死细胞碎屑、小胶质细胞和炎症细胞浸润等，对本病的诊断具有一定的特征性意义。

2. 神经细胞变性、坏死 部分神经细胞肿胀、尼氏体消失，胞质内出现空泡、核偏位等。严重者细胞体积缩小，细胞核固缩、细胞质浓染（红色神经元）。可见小胶质细胞、中性粒细胞等侵入受损的神经细胞内（噬神经细胞现象），部分神经细胞周围有 5 个或 5 个以上少突胶质细胞包围（卫星现象）。

3. 小胶质细胞增生，弥漫分布。增生的小胶质细胞核呈杆状，吞噬坏死细胞碎片和脂质后致胞质成空泡状（格子细胞）。

 4. 脑实质内血管明显扩张充血，血管周围间隙增宽。渗出的淋巴细胞、单核细胞等围绕血管呈袖套状浸润（淋巴细胞套）。

 5. 软脑膜血管扩张充血、水肿，淋巴细胞浸润。

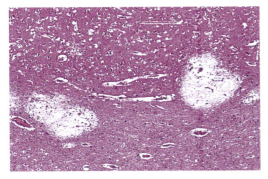

图 1-13-4-A   流行性乙型脑炎（epidemic encephalitis type B） No.77

散在分布、大小不等、圆形或椭圆形、边界较清楚的镂空筛状软化灶。

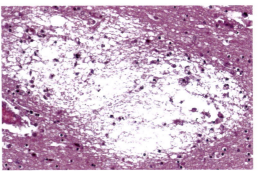

图 1-13-4-B   流行性乙型脑炎（epidemic encephalitis type B） No.77

病灶染色浅淡、质地疏松，可见坏死细胞碎屑、小胶质细胞和炎症细胞浸润。

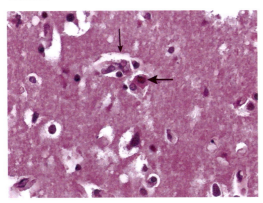

图 1-13-4-C   流行性乙型脑炎（epidemic encephalitis type B） No.77

粗箭头所示：噬神经细胞现象，细箭头所示：红色神经元。

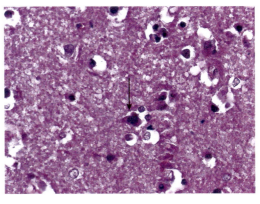

图 1-13-4-D   流行性乙型脑炎（epidemic encephalitis type B） No.77

箭头所示：卫星现象。

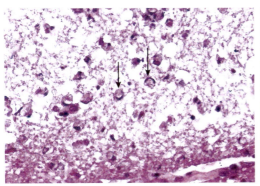

图 1-13-4-E   流行性乙型脑炎（epidemic encephalitis type B） No.77

箭头所示：格子细胞。

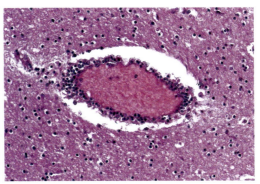

图 1-13-4-F   流行性乙型脑炎（epidemic encephalitis type B） No.77

淋巴细胞套。

【本章小结】

1. 重点概念 红色神经元，鬼影细胞，Waller 变性，噬神经细胞现象，卫星现象，小胶质细胞结节，筛状软化灶，淋巴细胞套，颅内压增高，脑水肿，脑积水，脑疝。

2. 脑疝的常见类型 扣带回疝（大脑镰下疝），小脑天幕疝（海马沟回疝），枕骨大孔疝（小脑扁桃体疝）。

3. 脑水肿的类型 血管源性脑水肿，细胞毒性脑水肿。

4. 脑积水的类型和原因 非交通性脑积水（脑脊液循环通路阻塞），交通性脑积水（脑脊液产生过多或吸收障碍）。

5. 普通型流行性脑脊髓炎与流行性乙型脑炎的比较

普通型流行性脑脊髓炎与流行性乙型脑炎的比较

	普通型流行性脑脊髓炎	流行性乙型脑炎
病因	脑膜炎双球菌	噬神经性乙型脑炎病毒
好发季节	冬春季	夏秋季
好发年龄	儿童、青少年	10 岁以下儿童为多
传播途径	呼吸道飞沫传播	蚊虫叮咬
病变部位	脑脊髓膜（软脑膜、蛛网膜下腔）	脑脊髓实质（大脑皮质、基底核和视丘最重，脊髓最轻）
基本病变	急性化脓性炎	变质性炎
病变特点	大体： 1. 脑脊髓膜血管高度扩张充血； 2. 蛛网膜下腔脓性渗出物； 3. 脑回、脑沟结构模糊不清 镜下： 1. 蛛网膜血管扩张充血； 2. 蛛网膜下腔增宽，见大量中性粒细胞； 3. 革兰氏染色可见致病菌； 4. 脑实质一般不受累	大体： 1. 脑膜充血水肿，脑回宽，脑沟变窄、浅。 2. 脑实质切面散在粟粒或针尖大的半透明软化灶 镜下： 1. 筛状软化灶形成； 2. 神经细胞变性坏死：噬神经细胞现象，卫星现象； 3. 淋巴细胞套 4. 小胶质细胞结节
临床表现	1. 脑膜刺激症状； 2. 颅内压增高； 3. 脑神经麻痹	1. 意识障碍：嗜睡、昏迷； 2. 脑神经麻痹； 3. 脑水肿、颅内压升高； 4. 部分可有脑膜刺激征
脑脊液改变	压力↑，浑浊、脓性，细胞↑（中性粒细胞为主），蛋白↑，糖、氯化物↓，可查到细菌	压力轻度↑，透明或微浑浊，细胞↑（淋巴细胞为主），蛋白轻度↑，糖、氯化物正常

（江　萍）

第十四章 感染性疾病
Chapter 14 Infectious Disease

【目 的 要 求】

1. 知识目标

（1）能够总结结核病的病因、基本病理变化及其转化规律。

（2）能够归纳原发性肺结核的病变特点、发展及结局。

（3）能够归纳继发性肺结核的病变类型、各型的病变特点、发展及结局。

（4）能够概述血源播散性结核病的病变特点。

（5）能够概述肺外器官结核病：肠结核、肾结核、骨和关节结核的病变特点。

（6）能够概述伤寒的病因、病理变化及病理临床联系。

（7）能够概述细菌性痢疾的病因、病理变化及临床病理联系。

（8）能够概述性传播疾病：尖锐湿疣、淋病、梅毒的病因、病理变化；梅毒分期和各期的病变特点。

（9）能够说出结核病及艾滋病的发病机制。

2. 技能目标

（1）能够使用显微镜观察和辨认结核病、伤寒、细菌性痢疾的镜下主要病变，并联系临床表现。

（2）能够区别原发性肺结核与继发性肺结核的病变及其发展规律。

（3）能够绘制粟粒性肺结核的镜下示意图。

3. 情感、态度和价值观目标
能够认同结核病防治的严峻形势，增强使命感和职业责任感，树立对结核病患者人文关怀和心理疏导的意识。

【实 验 内 容】

1. 学习原发和继发性肺结核的病变及其发展过程，认识继发性肺结核病各型之间的演变规律，学习肺外器官结核的病变特点。

2. 学习伤寒、细菌性痢疾的病变特点及临床病理联系。

3. 学习血吸虫病时肝和结肠的病变。

4. **实验类型** 基础性实验。

实习十九 结 核 病
Practice 19 Tuberculosis

大体标本		组织切片	
编号 69	原发性肺结核	No.71	干酪性肺炎

续表

大体标本		组织切片	
编号 70	肺门、支气管淋巴结结核	No.70	粟粒型肺结核
编号 74	局灶型肺结核	No.57	肾结核
编号 75	浸润型肺结核		
编号 76	干酪性肺炎		
编号 77	慢性纤维空洞型肺结核		
编号 12	结核球		
编号 68	肺结核钙化		
编号 72	粟粒型肺结核（即血行播散型肺结核）		
编号 113	粟粒型脾结核		
编号 73	肾结核		

一、大体标本

参见图 1-14-1 ～ 图 1-14-11。

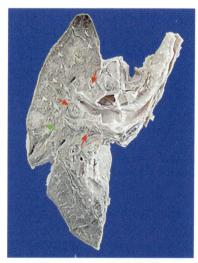

图 1-14-1　原发性肺结核（primary pulmonary tuberculosis）　编号 69

肺原发灶、淋巴管炎和肺门淋巴结结核三者合称为原发性肺结核，是原发性肺结核典型的病理变化。

肺上叶下部近胸膜处见肺原发灶（绿色箭头所示），呈类圆形，直径约 1cm，为灰白/灰黄色实变灶，病灶中可见干酪样坏死。

肺门淋巴结明显肿大，切面灰白/灰黄，可见干酪样坏死，为肺门淋巴结结核（红色箭头所示）。

结核性淋巴管炎在此图片中不可见。

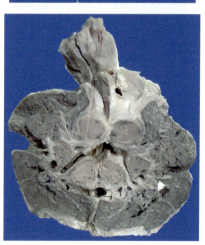

图 1-14-2　肺门、支气管淋巴结结核（hilar lymph nodes tuberculosis）　编号 70

肺门淋巴结、气管旁淋巴结、气管隆突下淋巴结肿大、融合，切面见淋巴结明显干酪样坏死。

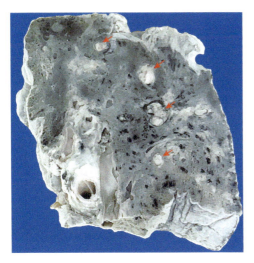

图 1-14-3　局灶型肺结核（focal pulmonary tuberculosis）　编号 74

上肺叶切面见多个结节状病灶（箭头所示），直径 0.5～1cm，境界清楚，有纤维包裹。

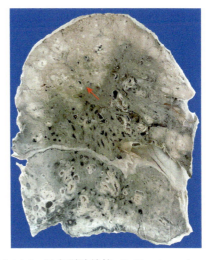

图 1-14-4　浸润型肺结核（infiltrative pulmonary tuberculosis）　编号 75

上肺叶切面见原局灶型肺结核病灶扩大（箭头所示），可见干酪样坏死及渗出病变。

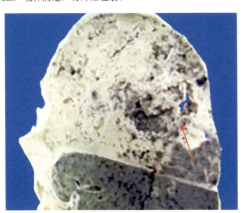

图 1-14-5　干酪性肺炎（caseous pneumonia）　编号 76

肺上叶肿大实变，切面呈淡黄色干酪样，质地松脆。干酪样坏死灶内有不规则急性空洞形成（箭头所示）。

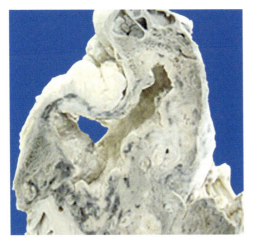

图 1-14-6　慢性纤维空洞型肺结核（pulmonary tuberculosis with chronic fibrous cavity）　编号 77

切面见肺上叶肺组织破坏，厚壁空洞形成，洞壁内层为干酪样坏死物。

空洞附近肺组织纤维组织增生，胸膜增厚。

在同侧或对侧肺组织可见大小不等、新旧不一的病灶，病变越往下越新鲜。

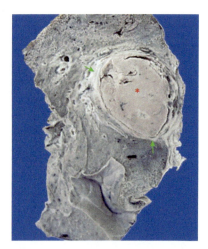

图 1-14-7　结核球（tuberculoma）　编号 12

肺切面见孤立圆形病灶，边界清晰，直径大于 2cm，中央为干酪样坏死灶（*所示），其外有厚薄不等的纤维包裹（箭头所示）。

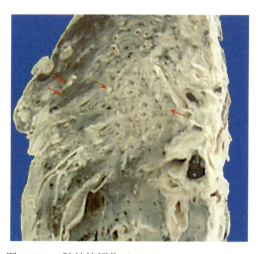

图 1-14-8　肺结核钙化（calcification of pulmonary tuberculosis）　编号 68

肺切面上见散在钙化病灶（箭头所示），呈灰白色、质地较硬的颗粒或小团块。

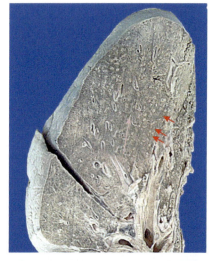

图 1-14-9　粟粒型肺结核（miliary tuberculosis）　编号 72

肺表面和切面可见大量圆形、灰白/灰黄、粟粒大小的结节状病灶（箭头所示），分布均匀、大小一致、境界清楚。

图 1-14-10　粟粒型脾结核（miliary splenic tuberculosis）　编号 113

脾切面上见多个粟粒大小的结节状病灶，灰白/灰黄色、境界清楚、类圆形。

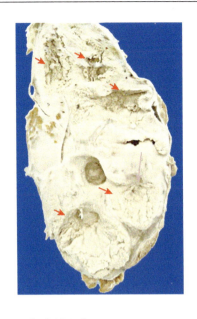

图 1-14-11 肾结核（renal tuberculosis） 编号 73
肾体积增大，冠状切面见肾组织结构破坏，被干酪样坏死物占据。肾实质中有多个结核空洞形成（箭头所示），空洞壁内衬干酪样坏死物。

二、组织切片

No.71 干酪性肺炎（caseous pneumonia）（图 1-14-12-A，图 1-14-12-B）

组织辨认：

低倍镜下局部可见肺组织结构，主要为肺呼吸部，包括呼吸性细支气管、肺泡管、肺泡囊和肺泡。

观察要点：

1. 低倍镜 病变范围广泛，大部分为干酪样坏死，肺泡壁坏死形成红染无结构的物质，肺组织结构不能辨认；部分肺泡腔内有大量浆液纤维蛋白性渗出物。

2. 高倍镜 可见核固缩（体积减小、深染）、核碎裂（不规则核碎片）、核溶解（核染色变浅淡，仅见肿胀的细胞核轮廓，甚至消失）。

注意与肺出血性梗死，大叶性肺炎等病变区别。

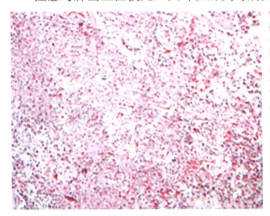

图 1-14-12-A 干酪性肺炎（caseous pneumonia）
No.71
大部分肺泡壁坏死形成红染无结构的物质，肺组织结构不能辨认。残存肺组织肺泡内有渗出物和坏死细胞。

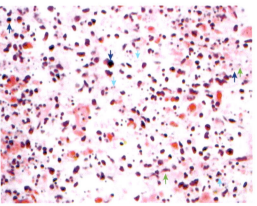

图 1-14-12-B 干酪性肺炎（caseous pneumonia）
No.71
深蓝色箭头所示：核固缩；绿色箭头所示：核碎裂；浅蓝色箭头所示：核溶解。

No.70　粟粒型肺结核（miliary tuberculosis）（图1-14-13-A ～图1-14-13-C）

组织辨认：

低倍镜下见肺组织结构，主要为肺呼吸部。

观察要点：

1. 低倍镜

（1）低倍镜肺组织内可见数个境界清楚、大小较一致的结节状病灶散在分布，结节周围的肺组织充血、炎症细胞浸润。

（2）结节可分为两种：典型结核结节和不典型结核结节。

典型的结节中央为干酪样坏死，干酪样坏死周围是上皮样细胞、朗汉斯（Langhans）巨细胞，外周集聚有淋巴细胞和少量反应性增生的成纤维细胞；不典型结核结节中央无干酪样坏死物。

2. 高倍镜　典型结核结节。

（1）中央可见红染、颗粒状、无结构干酪样坏死物。

（2）干酪样坏死周围绕以略呈放射状排列的上皮样细胞，其间可见朗汉斯巨细胞。

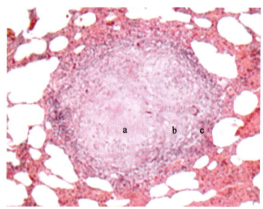

图1-14-13-A　粟粒型肺结核（miliary
tuberculosis）　No.70

肺内境界清楚的结节状病灶，结节中央有干酪样坏死，此结节为典型结核结节。
a、b、c所示见图1-14-13-B

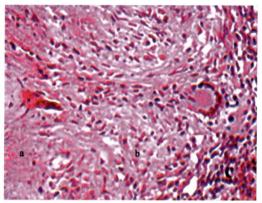

图1-14-13-B　粟粒型肺结核（miliary
tuberculosis）　No.70

a. 中央部分干酪样坏死；b. 干酪样坏死周围绕以略呈放射状排列的上皮样细胞，其间可见朗汉斯巨细胞；c. 最外层，由淋巴细胞和成纤维细胞构成

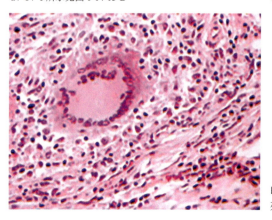

图1-14-13-C　粟粒型肺结核（miliary
tuberculosis）　No.70

朗汉斯巨细胞体积巨大，胞质内有数十个细胞核，细胞核排列在胞质周围呈环状。

上皮样细胞呈梭形或多角形，境界不清；胞质丰富，淡伊红色；胞核呈圆形或卵圆形，染色质少、浅染，甚至可呈空泡状，核内有 1 ～ 2 个核仁。

朗汉斯巨细胞为多核巨细胞，胞质丰富，胞核形态与上皮样细胞胞核相似。核的数目由十几个到几十个不等，甚至可以过百，排列于胞质周围，呈花环状或马蹄形。

（3）最外层由淋巴细胞和成纤维细胞构成。

No.57　肾结核（renal tuberculosis）（图 1-14-14）

组织辨认：

低倍镜下可见肾小球、肾小管等肾组织结构。

观察要点：

1. 低倍镜

（1）肾组织内可见数个境界清楚的结节状病灶散在分布（部分结节已融合）。

（2）肾小球囊壁层轻度增厚，肾小管上皮细胞水肿。

（3）间质结缔组织增生，慢性炎症细胞浸润。

2. 高倍镜　能看到散在分布的结节状病灶里有哪些细胞成分？中央有无干酪样坏死？这些结节是什么？

思考：肾结核对机体会造成什么危害？有何临床表现？

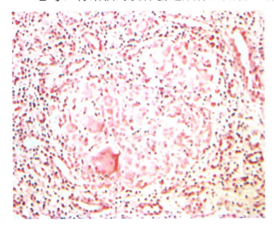

图 1-14-14　肾结核（renal tuberculosis）　No.57
肾组织内有多数散在的结核结节，肾小管上皮细胞水肿。间质结缔组织增生，慢性炎症细胞浸润。

实习二十　伤寒、细菌性痢疾、血吸虫病
Practice 20　Typhoid Fever, Bacillary Dysentery and Schistosomiasis

大体标本		组织切片	
编号 67	肠伤寒	No.74	肠伤寒
编号 15	细菌性痢疾	No.73	细菌性痢疾
编号 18	血吸虫性结肠炎	No.78	肝血吸虫病
编号 79	血吸虫肝硬化		

一、大体标本

参见图 1-14-15 ～ 图 1-14-18。

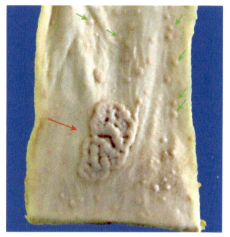

图 1-14-15　肠伤寒（ileotyphus）　编号 67

标本为回肠下段，可见因伤寒细胞增生、伤寒小结形成而肿大的孤立或集合淋巴小结隆起于黏膜表面，色灰红、质软。孤立淋巴小结的隆起较小，呈圆形，纽扣状（绿色箭头所示）。集合淋巴小结的隆起呈椭圆形（长轴与肠的长轴平行），向黏膜表面凸出，表面凹凸不平，形似"脑回"（红色箭头所示）。

该标本病变处于伤寒肠道病变的髓样肿胀期。

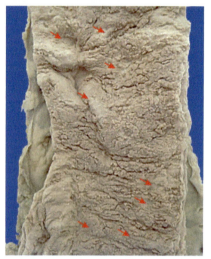

图 1-14-16　细菌性痢疾（bacillary dysentery）
编号 15

标本为一段结肠。

黏膜面见灰白/灰红色糠皮样假膜覆盖。

假膜小块或成片脱落，形成较多溃疡（箭头所示），溃疡大小不一，形状不规则，较表浅，溃疡间无正常的黏膜。

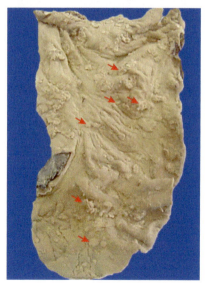

图 1-14-17　血吸虫性结肠炎［schistosomiasis（colon）］　编号 18

结肠黏膜纤维结缔组织增生，形成瘢痕，黏膜萎缩，皱襞消失，黏膜上皮等增生形成大小不一的炎性息肉（箭头所示）。该标本为慢性血吸虫病之结肠。

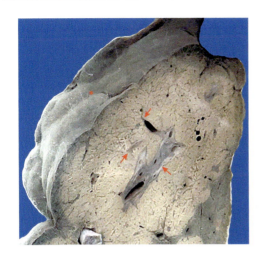

图 1-14-18　血吸虫肝硬化（schistosoma cirrhosis）
编号 79

肝表面不平，由浅沟纹分割成大小不等、稍隆起的分区（* 所示）。
切面可见增生的结缔组织（箭头所示）沿门静脉分支呈树枝状分布。

二、组织切片

No.74　肠伤寒（ileotyphus）（图 1-14-19）

组织辨认：

辨认肠壁的四层结构：黏膜层、黏膜下层、肌层和浆膜层。固有层中除有孤立淋巴小结外，还可见集合淋巴小结穿过黏膜肌抵达黏膜下层，为回肠组织。

观察要点：

1. 低倍镜

（1）回肠黏膜及黏膜下层见淋巴组织增生。

（2）淋巴组织内有多量巨噬细胞增生聚集成团，形成伤寒小结。

2. 高倍镜　淋巴组织内增生的巨噬细胞体积较大，胞质丰富，核呈圆形或肾形，胞质内有的可见吞噬的红细胞、淋巴细胞及组织碎片，此即伤寒细胞。巨噬细胞内常吞噬有伤寒杆菌，但光镜下 HE 染色见不到。

多数伤寒细胞聚集即形成伤寒小结。

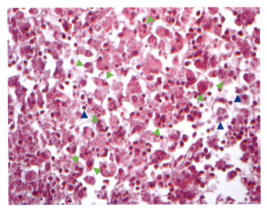

图 1-14-19　肠伤寒（ileotyphus）　No.74
肠壁黏膜及黏膜下层淋巴组织内巨噬细胞大量增生，形成结节病灶，即伤寒小结。
▲ 所示：淋巴细胞；▲ 所示：伤寒细胞

No.73　细菌性痢疾（bacillary dysentery）（图 1-14-20）

组织辨认：

辨认肠壁的四层结构：黏膜层、黏膜下层、肌层和浆膜层。黏膜层中可见部分黏膜柱状上皮及腺体，腺体中见较多杯状细胞，为结肠组织。

观察要点：

1. 部分黏膜表面有假膜附着，假膜由坏死组织及渗出的纤维素、炎症细胞和红细胞及细菌共同构成。

2. 可见残存的黏膜，部分黏膜参差不齐，相当于肉眼溃疡部分。

3. 黏膜及黏膜下层毛细血管显著扩张充血，淋巴细胞及中性粒细胞浸润。

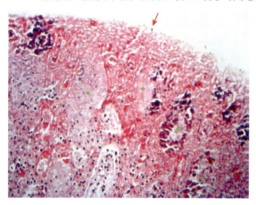

图 1-14-20　细菌性痢疾（bacillary dysentery）
No.73

结肠黏膜坏死，坏死黏膜与渗出的大量纤维素、中性粒细胞及细菌等共同混合构成假膜附着在黏膜表面。箭头所示：渗出的纤维素，呈粉红色、丝网状；* 所示：坏死的黏膜腺体。

No.78　肝血吸虫病（hepatic schistosomiasis）（图 1-14-21-A，图 1-14-21-B）

组织辨认：

辨认肝小叶结构：可见中央静脉，肝细胞以中央静脉为中心放射状排列。

观察要点：

1. 低倍镜　肝汇管区附近，见结节状病灶（此切片可见两种虫卵结节——晚期急性虫卵结节和慢性虫卵结节），部分肝细胞受压萎缩。

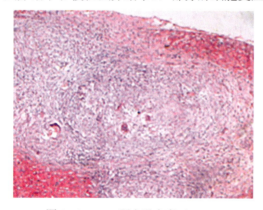

图 1-14-21-A　肝血吸虫病（hepatic
schistosomiasis）No.78

汇管区有血吸虫虫卵沉着，形成慢性虫卵结节，状似结核结节，故称为假结核结节。

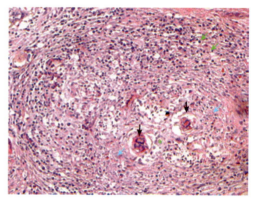

图 1-14-21-B　肝血吸虫病（hepatic
schistosomiasis）No.78

黑色箭头所示：血吸虫虫卵；蓝色箭头所示：上皮样细胞；* 所示：异物巨细胞；绿色箭头所示：淋巴细胞。

2. 高倍镜

（1）晚期急性虫卵结节：结节中央为成熟虫卵，卵内的毛蚴 HE 染色为红色，卵壳染为棕黄色。虫卵周围有残余的变性、坏死的嗜酸性粒细胞。周围出现上皮样细胞、少量异物巨细胞、巨噬细胞、淋巴细胞、成纤维细胞等。

（2）慢性虫卵结节：汇管区有数量不等的血吸虫虫卵沉着，有的虫卵钙化，染成蓝色，有的虫卵内尚可见毛蚴结构，周围有上皮样细胞、异物巨细胞，外层有纤维细胞和淋巴细胞，状似结核结节，故称为假结核结节。

【本章小结】

一、比较原发性肺结核病与继发性肺结核病的异同

原发性肺结核病与继发性肺结核病比较

	原发性肺结核病	继发性肺结核病
结核杆菌感染	初次	再次
发病年龄	多为儿童	多为成人
机体反应性	免疫力↓，过敏性↑	免疫力↑，过敏性↑
病变开始部位	肺中部（上叶下、下叶上），近胸膜	肺尖部
病变特点	原发综合征	病变多样，新旧病变并存，较局限，常见空洞形成
主要播散途径	淋巴道、血道→肺外	支气管→肺内
病程	较短，大多自愈	较长，时好时坏，慢性迁延，需治疗

二、各型继发性肺结核病之间相互关系

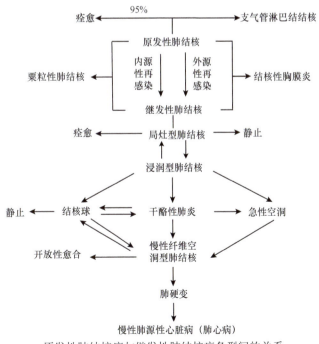

原发性肺结核病与继发性肺结核病各型间的关系

三、血吸虫性肝硬化与门脉性肝硬化的区别

血吸虫性肝硬化与门脉性肝硬化的区别

	血吸虫性肝硬化/干线型肝硬化	门脉性肝硬化
病因	血吸虫	慢性肝炎（乙、丙、丁型）
镜下	无假小叶，有虫卵结节	有假小叶，无虫卵结节
肉眼	肝表面不平，可形成粗大突起的结节；切面增生的结缔组织沿门静脉分支呈树枝状分布	肝表面及切面均可见弥漫全肝的小结节
门脉高压	窦前性	窦后性为主
肝功能不全	不明显	明显

四、细菌性痢疾与阿米巴痢疾的比较

细菌性痢疾与阿米巴痢疾的比较

	细菌性痢疾	阿米巴痢疾
病因	痢疾杆菌	溶组织阿米巴原虫
好发部位	直肠、乙状结肠	盲肠、升结肠
基本病变	假膜性炎	变质性炎
病变特点	假膜形成，溃疡大小不一、形状不规则，较表浅，溃疡间无正常的黏膜	溃疡呈口小底大烧瓶状，溃疡间黏膜正常
合并症	肠出血、肠穿孔（较少），细菌性肝脓疡，支气管肺炎	肠出血、肠穿孔（较多），阿米巴性"肝脓肿"
临床表现	起病急，左下腹痛，里急后重，发热，中毒症状重。大便次数多，量少，鲜红，黏液脓血便，无恶臭	起病缓，右下腹痛，发热，中毒症状较轻，大便次数较少，量多，暗红，果酱色样便，有恶臭
粪检	红细胞，脓细胞	阿米巴滋养体，红细胞，脓细胞
细菌培养	痢疾杆菌阳性	痢疾杆菌阴性

（王燮）

第二部分 临床案例分析

案 例 一

【病史介绍】

患者，男，66岁。无明显诱因出现上腹部隐痛、饱胀感两月余，伴腰背部痛，餐后加重。大小便无异常，无恶心、呕吐、腹泻。曾到当地医院以"胃炎"治疗，症状稍有缓解。本次因腹痛加重入院治疗。患者自发病以来精神、睡眠、饮食欠佳，体重减轻5kg。

查体：腹部膨隆，上腹压痛，无反跳痛，墨菲征阴性。左腹部叩诊鼓音，左锁骨上触及肿大淋巴结多枚。

实验室检查：肿瘤标志物CA19-9 181.89U/ml、CA50 109.44U/ml、CA72-4 14.52U/ml、CEA 98.58ng/ml、铁蛋白740.55ng/ml。

CT：胃体小弯缘见一肿块，直径约3.8cm，胃癌可能性大。腹腔及腹膜后多发肿块及结节，多考虑转移。直肠壁增厚，肿瘤待排。

【病理变化】

1. 肉眼所见 次全胃及网膜组织，大小12cm×11cm×3cm，胃大弯长17cm，小弯长11cm，距上切缘4cm处于胃体小弯侧见一溃疡型肿块，肿块大小4.5cm×3cm，溃疡形态不规则，边缘隆起呈火山口状，与周边正常黏膜界线不清，底部凹凸不平。肿块切面灰白、质硬，浸润胃壁全层。胃大弯、胃小弯侧均触及多枚肿大淋巴结。

2. 镜下所见（图2-1-1～图2-1-6）

（1）胃：肿瘤细胞呈小梁状、条索状、不规则腺管状，部分区域伴有坏死。肿瘤细胞浸润胃壁各层，部分区域浸透浆膜。肿瘤周边有明显的纤维结缔组织增生反应。肿瘤细胞异型性明显，核分裂象易见，可见病理性核分裂象。

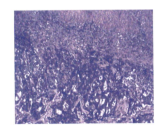

图2-1-1 胃壁（10×10）

肿瘤在胃壁内浸润性生长，肿瘤细胞排列呈不规则腺管状、条索状。

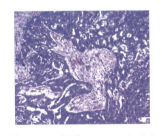

图2-1-2 胃壁（20×10）（1）

肿瘤破坏胃壁肌层，肿瘤性腺管相互融合，伴间质纤维组织增生。

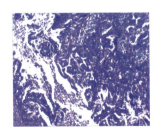

图2-1-3 胃壁（20×10）（2）

肿瘤细胞可见明显的异型性，部分区域肿瘤细胞坏死。

（2）左锁骨上淋巴结：淋巴结正常结构被破坏，代之以形态不规则的肿瘤性腺管，肿瘤细胞异型性显著，周边伴有纤维结缔组织增生。

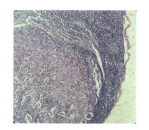

图 2-1-4 左锁骨上淋巴结
（10×10）

低倍镜下，淋巴结正常结构被破坏。

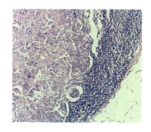

图 2-1-5 左锁骨上淋巴结
（20×10）

淋巴结结构被破坏的区域代之以形态不规则的肿瘤性腺管。

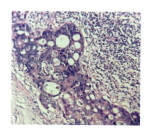

图 2-1-6 左锁骨上淋巴结
（40×10）

高倍镜下，肿瘤性腺管管腔内可见分泌物，肿瘤细胞异型性明显，周边纤维结缔组织增生。

思考题

1. 此病例的病理诊断是什么？

2. 胃的良性溃疡与恶性溃疡在大体形态上如何鉴别？

3. 左锁骨上淋巴结病变的病理诊断是什么？此病变是如何形成的？

4. 如直肠活检证实为腺癌，结合此病例病理诊断，请分析直肠病变是如何形成的？

（易晓佳）

案 例 二

患者，男，59岁。因反复双下肢水肿1年，加重伴胸闷2周来院就诊。患者1年前无明显诱因出现双下肢水肿，脚踝部水肿明显，与体位改变无关，无少尿、呼吸困难、头晕等症状，于当地医院就诊，考虑为肾病综合征，给予对症治疗后病情好转。2周前患者再次出现双下肢水肿，伴有胸闷、心悸、咳嗽、纳差、乏力及尿少，尿色为浓茶色，当地医院尿液分析提示尿蛋白阳性。门诊以肾病综合征收入院。体格检查：生命体征正常，双肺可闻及干湿啰音，腹部饱满，移动性浊音阴性，肝脾未触及异常，双下肢凹陷性水肿，病理征阴性。实验室检查：血常规：RBC 2.53×10^{12}/L，WBC 9.1×10^{9}/L。尿常规：尿蛋白（2+），潜血试验（+），24小时尿蛋白定量5.23g。血生化检查：总胆固醇3.47mmol/L，白蛋白18.9g/L，球蛋白20.9g/L，总蛋白39.8g/L。肾活检：光镜下见26个肾小球，肾小球系膜细胞及基质弥漫性增生，节段性重度加重，广泛插入至内皮下，基膜弥漫性增厚，双轨征形成，内皮下可见条带状嗜复红蛋白沉积，部分毛细血管袢受压闭塞。肾小管灶状萎缩，上皮细胞颗粒及空泡变性，部分肾小管上皮细胞刷状缘脱落，肾间质灶状纤维化伴淋巴细胞和单核细胞浸润（图2-2-1）。免疫荧光：IgG（2+），IgM（1+），C3（3+），花瓣状，沿肾小球基膜沉积。

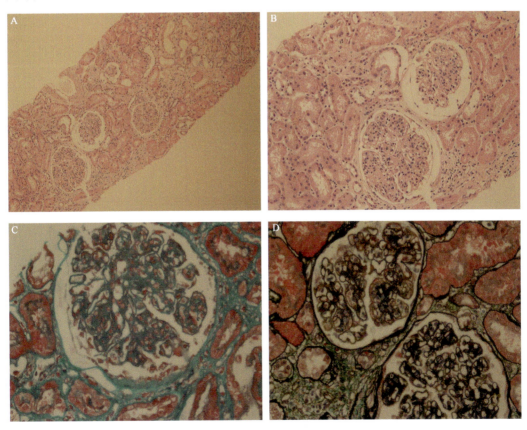

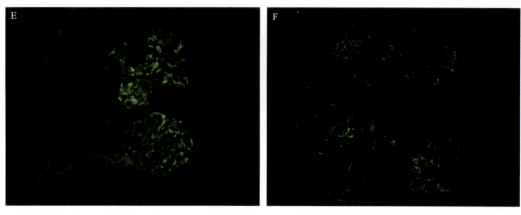

图 2-2-1　肾

A/B. 均为 HE 染色，放大倍数分别为 40 倍和 100 倍，C. Masson 特殊染色，放大倍数为 400 倍，D. PASM 特殊染色，放大倍数为 400 倍，E、F 均为免疫荧光染色，放大倍数为 400 倍。镜下可见肾小球系膜细胞及基质弥漫性增生，节段性重度加重，广泛插入至内皮下，基膜弥漫性增厚，双轨征形成，内皮下可见条带状嗜复红蛋白沉积，部分毛细血管襻受压闭塞，肾小管灶状萎缩，上皮细胞颗粒及空泡变性，肾间质灶状纤维化伴淋巴细胞和单核细胞浸润。

思考题

1. 结合临床病史、实验室检查及肾活检结果，该患者最可能的诊断是什么？
2. 诊断依据是什么？
3. 请简述肾病综合征的发病机制。

（冯润林）

案 例 三

患者，男，54 岁。于 18 天前无明显诱因出现右肩背疼痛伴低热、盗汗，遂到当地医院就诊，肺部 CT 示：右肺下叶结节影及右肺门软组织影。5 天前出现咳嗽、右侧胸痛，今晨开始少量咯血。查体：T 38℃，左侧颈部可触及肿大淋巴结，右下肺闻及少量细湿啰音。实验室检查：WBC $7.7×10^9$/L，肿瘤标志物阴性。入院完善专科检查，予以手术治疗。术中冰冻送检肺组织一块，大小 7cm×2.5cm×2cm，局部已被切开，其内见一大小约 2cm×1.5cm×1.5cm 的灰黄色质硬肿块（图 2-3-1 红圈处），镜下形态如图 2-3-2 ～图 2-3-4 所示。

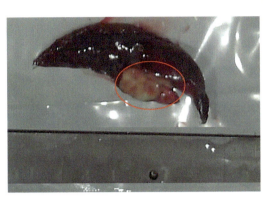

图 2-3-1　肺

红圈处见一大小约 2cm×1.5cm×1.5cm 的灰黄色质硬肿块。

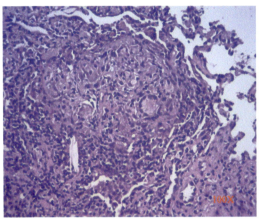

图 2-3-2　肺 1（10×10）

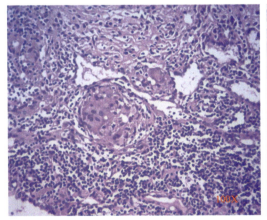

图 2-3-3　肺 2（10×10）

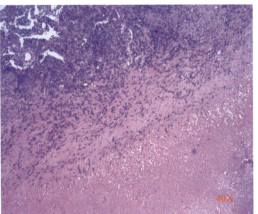

图 2-3-4　肺（4×10）

思考题

1. 该病例的病理诊断是什么？诊断依据是什么？

2. 请简述该病的 3 种基本病理变化。

3. 简述颈部淋巴结肿大最可能原因。

4. 简述患者咯血原因。

5. 请简述其可能的病理演变结局。

（奎　翔）

第三部分　PBL 案例

案　例　一

【学习准备】

1. 学生应用本案例应具备病理学、影像学、诊断学、外科学相关的基础知识。
2. 学生应用本案例应具备一定的病理学、影像学、诊断学、外科学相关的临床知识。
3. 学生应用本案例应具备一定的医患交流、沟通技巧。

【学习目的】

一、基础医学部分的目标

1. **掌握**　胃癌的病理学特征、类型，胃癌的危害。
2. **熟悉**　胃癌的诊断标准，胃癌的病变特点及病因。
3. **了解**　胃癌的发病机制。

二、临床医学部分的目标

1. **掌握**　胃癌的诊断、外科治疗原则和防治措施。
2. **了解**　胃癌的病理学特征、免疫表型及其对临床诊断、治疗的意义。

三、思想政治教育目标

1. 帮助学生树立正确的价值观，体现医学关爱生命、敬畏生命的价值取向。
2. 注重学生的人文素质培养，立德树人，培养全局观。
3. 注重启发式教育，培养学生的思考能力和表达能力，体现团队协作精神。
4. 客观评价医患冲突和潜在风险，提升沟通交流能力，构建和谐医患关系。

【案例摘要】

主人公戴先生，71 岁，平日生活习惯不健康，长期吸烟及大量饮酒，饮食不规律且饮食结构不合理，有胃癌家族史。患者数十年前自觉胃部不适、胃胀，偶尔反胃、烧心伴有消化不良。后自觉左上腹部餐后轻微疼痛，但未能引起自身重视。

1 个月前感餐后左上腹部疼痛加剧且反复发作，食欲明显下降，近期体重下降明显。收住院后，查体：腹平坦，未见胃肠型及蠕动波，全腹软，无压痛及反跳痛，未触及包块，肝脾未触及，肝肾区无叩痛，肠鸣音 4 次/分，未闻及气过水音，未闻及异常血管杂音，移动性浊音（－）。胃镜检查发现全胃慢性萎缩性胃炎，胃黏膜贫血相，且胃角-胃窦部分有占位性病变。占位性病变取活检，病理检查提示为低分化腺癌，部分为印戒细胞癌。

胃肠外科医生评估近期需行手术治疗，暂予胃肠科常规护理，予以抑酸止血、营养支持等对症治疗，复查血常规、生化检查、凝血功能等，完善术前检查，密切观察患者病情变化。

因患者难以耐受常规开腹手术，需行腹腔镜辅助下胃癌根治术并解释手术风险及相关并发症，家属表示充分理解后签署手术同意书。术间发现腹膜疑似转移结节一枚，结节同切除部分胃标本一并送病检。术后病检报：远端胃为中分化腺癌，肠型，侵及胃壁全层，局部突破浆膜层，大小弯侧淋巴结均见癌转移；腹膜结节为转移性腺癌，结合临床病史及免疫组织化学染色考虑为胃腺癌转移。术后患者恢复良好，未见吻合口瘘、尿瘘、吻合口出血等并发症，伤口愈合后胃肠外科医生鼓励患者多在家属陪同下下床走动，术后8天出院嘱患者出院8～10天后返院行静脉化疗。

出院后，戴先生谨遵医嘱，10天后再次入院行静脉化疗，化疗过程中患者为自己对早期病情的忽视、对家族史的不重视和平时常规体检的缺失而懊悔不已。在经过胃肠外科医生的耐心安慰下，患者及家属了解了胃癌的发病原因及高危因素。此后，戴先生汲取教训，终于对自己的疾病有了正确的认识，提高依从性，积极配合治疗。并叮嘱自己的家属务必进行常规体检及保持健康的生活习惯，重视胃癌的早期预防和诊断，自身也鼓起勇气充满希望地与顽疾进行新的斗争。

【课堂整体安排】

分三次课发放病案内容，学生使用学生版材料，教师使用教师版材料。学生版材料只有每一幕病案内容。教师版材料包括完整病案、注意事项、相关引导问题及相应的专业知识点内容。课堂主体以学生自行讨论为主，教师注意在此过程中做适当的引导和提示，保证讨论主题不偏题、不跑题。每次课以学生为主体，进行知识点总结、问题的提问，并在下一次课开始前自行查阅相关资料，在下一次开始时汇报、讨论。通过设置问题，寻找相关知识点，解答问题，来完成基础和临床知识的学习。

【剧幕及课堂次数与时间分配】

第一次课：病案导入（2学时）。
第二次课：讨论课程（2学时）。
第三次课：总结课程（4学时）。

【注意事项】

请各位指导教师仔细阅读以下内容，并请严格执行。

1. 请勿将教师用书交予学生使用。

2. 在使用学生用书时请按页码顺序逐一发放，讨论完一页后才能发放下一页，依此类推。

3. 请注意下列内容在最后一次讨论课结束时发放：学习目的（第一页）、参考资料（最后一页）。

4. 讨论中供学生参考的辅助材料如图片等在适时使用后请及时回收，请勿交予同学带回。

5. 讨论中需注意引导学生的思路，使之按照教材要求逐层深入，避免跑题。

6. 对学生在讨论中的表现需做出相关记录以便最终给予评价。

7. 对学生在讨论中的异常表现，特别是人格或心理上的问题需及时与辅导员联系。

此病可待成追忆，只是当时太儿戏

第一幕

戴先生，71 岁，平日生活不规律，吸烟 40 年，每天 5 支以上。嗜酒如命，饮酒史有 40～50 年，平均每天饮白酒 1kg。饮食不规律，喜食重盐、重油及肉类食物。不爱吃蔬菜、水果。

戴先生数十年前自觉胃部不适，总是胃胀、反酸、烧心，但未曾进行诊断和治疗。戴先生父亲曾罹患胃癌，多年前因之离世，但戴先生并未将这件事与自身情况联系起来，从来没有引起重视。

半年前，戴先生自觉饭后上腹部轻微疼痛，胃部不适加重，但尚在自身忍受范围内便拒绝就医诊治，依然认为只是普通胃病，忍一忍应该就好了，没有重视自身病情。

1 个月前，戴先生感到上腹部疼痛加剧且反复发作，食欲明显下降，出现嗳气、恶心等症状，并且体重近 3 个月内下降 18kg。自觉已出现不能忍受的胃部不适后，才在家人的陪伴下来到医院寻求诊治。

第二幕

戴先生被消化科收入院，一般情况尚可。患者起病以来精神、饮食、睡眠稍差，大便难解，自述体重 3 个月内下降 18kg。体检：T 36.4℃，P 88 次/分，R 20 次/分，BP 137/89mmHg。皮肤黏膜无黄染，全身浅表淋巴结未触及肿大，心肺（−）。腹平坦，未见胃肠型及蠕动波，全腹软，无压痛及反跳痛，未触及包块，肝脾未触及，肝肾区无叩痛，肠鸣音 4 次/分，未闻及气过水音，未闻及异常血管杂音，移动性浊音（−）。

胃镜检查如图 3-1-1 所示：①胃角-胃窦部占位性病变；②胃黏膜贫血相；③全胃慢性萎缩性胃炎。

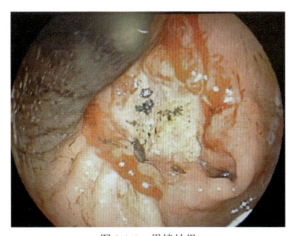

图 3-1-1　胃镜结果

为进一步明确诊断，病变部位取材送病检。

图 3-1-2 ～图 3-1-7 为戴先生病理检查结果。

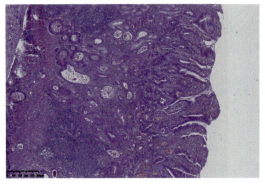

图 3-1-2 HE 染色，放大倍数为 40 倍

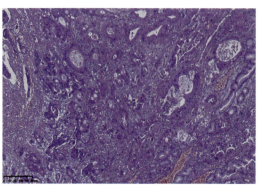

图 3-1-3 HE 染色，放大倍数为 100 倍

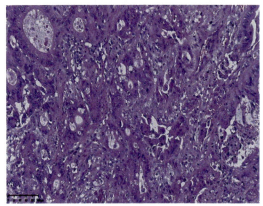

图 3-1-4 HE 染色，放大倍数为 200 倍

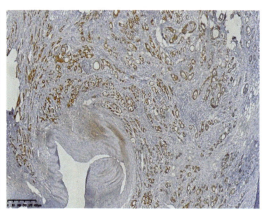

图 3-1-5 免疫组化染色 CDX-2 阳性

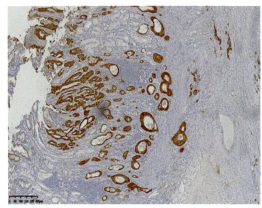

图 3-1-6 免疫组化染色 Villin 阳性

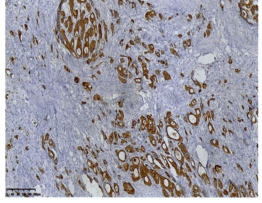

图 3-1-7 免疫组化染色 CK7 阳性

病检报：（胃窦）中分化腺癌。

胃肠外科医生联系患者家属，和戴先生及家属充分沟通病情，告知患者年龄较大，难以耐受常规开腹手术，需行腹腔镜辅助下胃癌根治术并解释手术风险及相关并发症，家属表示充分理解后签署手术同意书。

第三幕

戴先生完善相关术前检查，排除手术禁忌后，全麻下行"胃癌根治术"。术后伤口恢复良好，8 天后予以出院。嘱出院后 8 ～ 10 天返院行静脉化疗；出院后注意休息，加强营养，定期复查；调整心态，积极面对病情，配合治疗，医患携手改善患者术后生活质量。

出院后，戴先生谨遵医嘱，10 天后再次入院行静脉化疗，化疗过程中患者为自己对早期病情的忽视、对家族史的不重视和平时常规体检的缺失而懊悔不已。在胃肠外科医生的耐心安慰下，患者及家属接受了病情现状，并了解了胃癌的发病原因及其高危因素。此后，戴先生汲取教训，终于对自己的疾病有了正确的认识，提高依从性，积极配合治疗，改变往日不良的生活习惯，不再抽烟及饮酒，合理健康饮食。并叮嘱自己的家属务必进行常规体检及保持健康的生活习惯，重视胃癌的早期预防和诊治，自身也以积极向上的心态开始了自己新的生活。

【关键词】胃癌；病理学；腹腔镜下胃癌根治术；胃癌二级预防

（潘国庆）

案 例 二

【学习准备】

1. 学生应用本案例应该具备相应的病理学、影像学、诊断学、外科学等基础知识。
2. 学生应用本案例应该具备相应的病理学、影像学、诊断学、外科学等临床知识。
3. 学生应用本案例应该具备较好的临床思维。
4. 学生应用本案例应具备一定的医患交流、沟通技巧。

【学习目的】

一、病理学部分的目标

1. **掌握** 炎性假瘤的病理特点以及组织构成；炎性假瘤与肺癌的病理学鉴别。
2. **熟悉** 肺癌的病理特点。
3. **了解** 炎性假瘤及肺腺癌的影像学特点；病理学免疫组化的相关知识。

二、临床医学部分的目标

1. **掌握** 肺癌的鉴别诊断，特别是与肺结核、炎性假瘤的鉴别诊断。
2. **熟悉** 肺部手术的适应证。
3. **了解** 肺部手术的相关术式。

三、思想政治教育目标

1. 帮助学生建立良好的临床思维。
2. 帮助学生理解任何疾病都是发展的，当多种疾病并存且诊断困难时，应多思考，谨慎诊断。
3. 帮助学生理解各个科室的通力协作才能最终达到最好的治疗效果。
4. 同时也应该提高学生的沟通交流能力和表达能力。

【案例摘要】

真假"肿瘤"

患者余女士，51 岁，农民。平素健康状况良好，不吸烟、不喝酒，于 49 岁绝经，家族中无遗传倾向性疾病，既往罹患高血压 3 年，最高血压：190/120 mmHg，余女士自觉高血压对自己未产生太大影响，故未系统治疗。近 1 个月来患者无明显诱因反复出现咳嗽咳痰，为白色黏痰，约 10 余口/日，伴痰中带血，为少量鲜红色血丝，至当地县人民医院门诊就诊，行胸部 CT 示：右肺中叶及下叶后基底段感染，考虑结核可能，未予特殊处理，建议患者至上级医院就诊。1 周前患者上述症状加重，伴咯血，为暗红色和鲜红色血液，5～6 口/天，总量约 100ml，遂至上级医院就诊，行胸部 CT 示：①右肺上叶感染伴实变；②右肺多发结节；③纵隔淋巴结肿大；④肺右叶多发钙化。痰液查肿瘤细胞、细菌涂片革兰氏染色均未见异常，予输液治疗（具体用药不详），4 日后复查胸部 CT 示：①对比前片，右肺上叶感染伴实变，较前吸收，右肺上叶前段占位，侵犯胸膜及前纵隔；②左肺上叶尖后段小结节灶；③肺右叶多发钙化。患者感染较前吸收，但咯血症状无好转，门诊医师以"右肺上叶占位性质待查"收入院。

入院后查体：T 36.2℃，P 122 次/分，R 19 次/分，BP 121/80mmHg；未吸氧时氧饱和度 94%，一般情况尚可，神清，查体合作，对答切题，复查 CT 后修正诊断为：①右肺上叶占位性病变；②右上肺肺炎；③纵隔淋巴结肿大查因；④高血压 3 级待分组；⑤肺多发钙化。

与家属沟通病情后，在全麻下行右侧胸膜粘连烙断术+右肺上叶前段切除术+纵隔肿块切除术。术后病理结果显示右肺上叶前段炎性假瘤伴局部上皮轻度非典型增生，灶区呈机化性肺炎改变，病变大小 4.0cm×3.7cm×3.2cm。免疫组化及相关检查为：TTF-1 （+），CK5/6（+），P63（+），P40（+），SMA（+），CD34（+），EGFR（1+），CD68（+），CD163（+），MPO（+）。患者术后经过一段时间的治疗，恢复良好，遂予以出院。

【课堂整体安排】

分三次课发放病案内容，学生使用学生版材料，教师使用教师版材料。学生版材料只有每一幕病案内容。教师版材料包括完整病案、注意事项、相关引导问题及相应的专业知识点内容。课堂主体以学生自行讨论为主，教师注意在此过程中做适当的引导和提示，保证讨论主题不偏题、不跑题。每次课以学生为主体，进行知识点总结、问题的提问，并在下一次课开始前自行查阅相关资料，在下一次开始时汇报、讨论。通过设置问题，寻找相关知识点，解答问题，来完成基础和临床知识的学习。

【剧幕及课堂次数与时间分配】

第一次课时：病案导入（2 学时）。
第二次课时：讨论课程（2 学时）。
第三次课时：总结课程（4 学时）。

【注意事项】

请各位教导教师仔细阅读以下内容，并请严格执行：

1. 请勿将教师用书交予学生使用。

2. 在使用学生用书时请按页码顺序逐一发放，讨论完一页后才能发放下一页，依此类推。

3. 请注意下列内容在最后一次讨论课结束时发放：学习目的（第一页）、参考资料（最后一页）。

4. 讨论中供学生参考的辅助材料如图片等在适时使用后请及时回收，请勿交予同学带回。

5. 讨论中需注意引导学生的思路，使之按照教材要求逐层深入，避免跑题。

6. 对学生在讨论中的表现需做出相关记录以便最终给予评价。

7. 对学生在讨论中的异常表现，特别是人格或心理上的问题需及时与辅导员联系。

不能入眠的 1 周

第一幕

患者余女士，51 岁，农民。平素健康状况良好，不吸烟、不喝酒，于 49 岁绝经，家族中无遗传倾向性疾病，既往罹患高血压 3 年，最高血压：190/120mmHg，余女士自觉高血压对自己未产生太大影响，故未系统治疗。近 1 个月来患者无明显诱因反复出现咳嗽咳痰，为白色黏痰，约 10 余口/日，伴痰中带血，为少量鲜红色血丝，无气促、端坐呼吸，无发热、畏寒、寒战、盗汗，无咽痛、胸痛、胸闷等不适，至当地县人民医院门诊就诊，行胸部 CT 示：右肺中叶及下叶后基底段感染，未予特殊处理，建议患者至上级医院就诊。1 周前患者上述症状加重，伴咯血，为暗红色和鲜红色血液，5～6 口/天，总量约 100ml，余女士自觉症状明显加重，严重影响了自己的生活质量，遂至上级医院就诊，行胸部 CT 示：①右肺上叶感染伴实变；②右肺多发结节；③纵隔淋巴结肿大。④肺右叶多发钙化。痰液查肿瘤细胞、细菌涂片革兰氏染色均未见异常，予输液治疗（具体用药不详），4 日后复查胸部 CT 示：①对比前片，右肺上叶感染伴实变，较前吸收；右肺上叶前段占位，侵犯胸膜及前纵隔；②左肺上叶尖后段小结节灶；③肺右叶多发钙化。余女士的感染虽然较前有吸收，但咯血症状无好转，门诊医师以"右肺上叶占位性质待查"收入院。

第二幕

余女士入院后查体：T 36.2℃，P 122 次/分，R 19 次/分，BP 121/80mmHg；未吸氧时氧饱和度 94%，一般情况尚可，神清，查体合作，对答切题，眼睑结膜无充血水肿，口唇及全身皮肤黏膜无发绀，无皮肤黄染及出血点，颈静脉无充盈；胸廓无畸形，双肺呼吸音偏低，双肺未闻及干湿啰音，心界无扩大，各瓣膜听诊区未闻及病理性杂音；腹平软，无压痛、反跳痛及肌紧张，肝脾肋下未触及肿大，肝颈静脉回流征（–），移动性浊音（–），肠鸣音 4 次/分；双下肢无水肿，生理反射存在，病理反射未引出。患者入院时呈急性面容，反复咯血以及相应的检查结果让患者比较紧张，在主治医生的适当安慰下以及积极的治疗后，其紧张情绪得到了缓解。复查 CT 后修正诊断为：①右肺上叶占位性病变（炎症？结核？其他？）；②右上肺肺炎；③纵隔淋巴结肿大查因；④高血压 3 级待分组；⑤肺多发钙化。

图 3-2-1 为余女士 CT 结果。

第三幕

由于余女士反复咯血，病情进行性加重，出血量增加，若不及时进行干预，病程进展可导致休克，危及生命。目前最佳治疗方式为手术治疗。与余女士及其家属充分沟通病情后，患者同意手术，遂全麻下行右侧胸膜粘连烙断术+右肺上叶前段切除术+纵隔肿块切除术。术后病理结果显示右肺上叶前段炎性假瘤

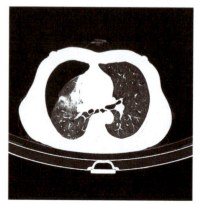

图 3-2-1　CT 结果

伴局部上皮轻度非典型增生，灶区呈机化性肺炎改变。免疫组化及相关检查为：TTF-1（+），CK5/6（+），P63（+），P40（+），SMA（+），CD34（+），EGFR（1+），CD68（+），CD163（+），MPO（+）。患者术后经过一段时间的治疗，恢复良好。嘱咐患者定期随访，遂予以出院。患者出院回家后医院进行电话回访，得知患者身体已康复，已恢复正常的生活。

病理大体标本如图 3-2-2。

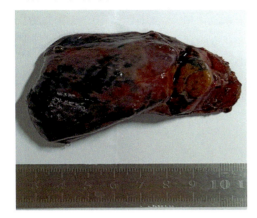
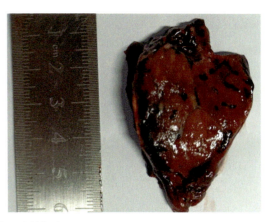

图 3-2-2　病理大体标本

病检及部分免疫组化染色结果如图 3-2-3 ～图 3-2-5 所示。

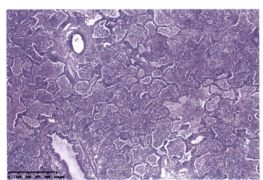
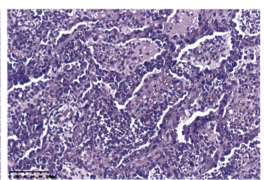

图 3-2-3　HE 染色标本

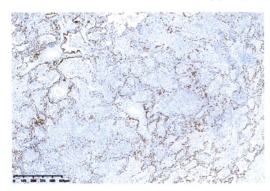
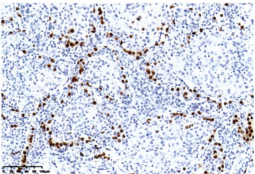

图 3-2-4　免疫组化染色

TTF-1 阳性

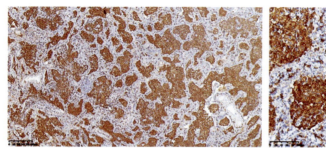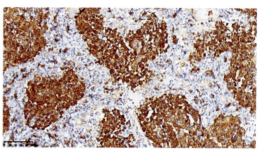

图 3-2-5　免疫组化染色

CD163 阳性

【关键词】肺炎性假瘤；肺癌；咯血；结核

（边　莉）

案 例 三

【学习准备】

1. 学生应用本案例应具备生理学、病理学等相关的基础知识。
2. 学生应用本案例应具备一定的内科学、诊断学、药理学等临床知识。
3. 学生应用本案例应具备一定的医患交流、沟通技巧。

【学习目的】

一、基础医学部分的目标

1. 掌握 良性高血压的病理变化及危害；心力衰竭（心衰）类型、病理变化、危害及合并症。
2. 熟悉 高血压的诊断标准，良性高血压的病变特点；心衰的病因。
3. 了解 心衰、高血压的发病机制。

二、临床医学部分的目标

1. 掌握 高血压的诊断和治疗原则；心衰的临床表现、诊断和防治措施。
2. 熟悉 高血压的治疗原则；心衰的诊断和防治措施。
3. 了解 高血压的并发症；心衰的病因和发病机制。

三、思想政治教育目标

1. 帮助学生树立正确的价值观，体现医学关爱生命、敬畏生命的价值取向。
2. 注重学生的人文素质培养，立德树人，培养全局观。
3. 注重启发式教育，培养学生的思考能力和表达能力，体现团队协作精神。
4. 客观评价医患冲突和潜在风险，提升沟通交流能力，构建和谐医患关系。

【案例摘要】

主人公张先生，61 岁，平日生活不规律，烟瘾大，饮食无节制，有心血管疾病家族史，既往罹患"高血压"20 余年，血压最高达 180/100mmHg，却不进行血压管理。患者 5 年前于登山时感气促、心悸、胸闷，休息后可缓解。后自觉体力日渐下降，稍微活动即感气短、胸闷，夜间时有憋醒，无心前区疼痛。未予诊治。

1 周前感冒后出现咳嗽，咳白色黏痰，轻微活动即感气促，夜间不能平卧，需高枕卧位，伴尿少、双下肢水肿、腹胀、食欲下降。经邻居陪伴入院。

收住院后，查体发现半卧位，口唇轻度发绀，颈静脉充盈，双下肺可闻及细湿啰音。心尖搏动位于第 6 肋间隙左锁骨中线外 2cm，有抬举感，心界向左下扩大，心率 102 次/分，节律齐，$P_2 > A_2$，心尖区可闻及 2/6 级吹风样收缩期杂音，无传导。血压

160/96mmHg。辅助检查发现有心脏、肝肾功能异常，进一步检查可见胸片：主动脉型心外形，左心室增大，双下肺渗出性病灶。超声心动图提示：左心房和左心室扩大，室间隔增厚，二尖瓣轻度反流，左心室射血分数26%，左心室舒张功能下降。BNP：2500pg/ml（正常＜100pg/ml）。提示张先生已经出现心衰表现。心内科医生沟通病情时发现没有直系家属在场，一时难以告知病情。

心内科总住院医师逐级上报，电话联系患者儿子，充分沟通病情，告知需行内科抗心衰治疗。患者行强心利尿抗心衰治疗1周后出院。医嘱出院后继续服用抗心衰药物。

出院后，张先生仍不改变不良生活习惯。3个月后，张先生自觉走平路可，但爬楼梯时仍呼吸困难，夜间可平卧，但仍有尿少、下肢水肿、食欲不佳等症状。再次入院，进一步检查左心射血分数32%，内科药物治疗心衰效果不佳，建议行心脏起搏器植入术手术治疗。主治医师和患者及家属沟通了手术的重要性和相关风险，患者儿子经过长时间的考虑，终于签字同意，手术顺利进行，于患者左胸壁下植入CRTD（心脏再同步化治疗+埋藏式自动复律除颤器）。后续数次心脏彩超检测结果均显著好转，张先生自觉运动后呼吸困难症状有明显改善，一口气爬3层楼无不适感，与临床诊断和疾病演变相吻合。此后，张先生汲取教训，终于对自己的疾病有了正确的认识，提高依从性，积极配合治疗，调整生活方式，生活质量大大提高。

【课堂整体安排】

分三次课发放病案内容，学生使用学生版材料，教师使用教师版材料。学生版材料只有每一幕病案内容。教师版材料包括完整病案、注意事项、相关引导问题及相应的专业知识点内容。课堂主体以学生自行讨论为主，教师注意在此过程中做适当的引导和提示，保证讨论主题不偏题、不跑题。每次课以学生为主体，进行知识点总结、问题的提问，并在下一次课开始前自行查阅相关资料，在下一次开始时汇报、讨论。通过设置问题，寻找相关知识点，解答问题，来完成基础和临床知识的学习。

【剧幕及课堂次数与时间分配】

第一次课：病案导入（2学时）。
第二次课：讨论课程（2学时）。
第三次课：总结课程（4学时）。

【注意事项】

请各位指导教师仔细阅读以下内容，并请严格执行。

1. 请勿将教师用书交予学生使用。

2. 在使用学生用书时请按页码顺序逐一发放，讨论完一页后才能发放下一页，依此类推。

3. 请注意下列内容请在最后一次讨论课结束时发放：学习目的（第一页）、参考资料（最后一页）。

4. 讨论中供学生参考的辅助材料如图片等在适时使用后请及时回收，请勿交予同学带回。

5. 讨论中需注意引导学生的思路，使之按照教材要求逐层深入，避免跑题。

6. 对学生在讨论中的表现需做出相关记录以便最终给予评价。

7. 对学生在讨论中的异常表现，特别是人格或心理上的问题需及时与辅导员联系。

不能呼吸的痛

第一幕

张先生，61 岁，退休干部，体形肥胖。平日生活不规律，喜欢熬夜看电视剧，吸烟 40 年，每天 20 支。无饮酒史。饮食无节制，喜食重盐重油食物。

张先生 20 余年前发现"高血压"，血压最高达 180/100mmHg，却不进行血压管理。不监测血压，并且坚持"是药三分毒"的理念，拒绝服用降压药。张先生父亲患有"高血压"，多年前因"脑出血"离世，同胞弟弟也患有"高血压、糖尿病"。

患者 5 年前于登山时感气促、心悸、胸闷，休息后可缓解。后自觉体力日渐下降，每次爬自家 3 楼途中都要歇息好几次。日常稍微活动即感气短、胸闷，夜间睡觉时偶尔有憋醒，无心前区疼痛。一直未予诊治。

1 周前感冒后出现咳嗽，咳白色黏痰，轻微活动即感气促，夜间不能平卧，需取高枕卧位，伴尿少、双下肢水肿、腹胀，食欲下降。经邻居陪伴入院。

第二幕

收住院后，心内科主治医师查体：T 37.2 ℃，P 102 次/分，R 20 次/分，BP 160/96mmHg。张先生精神可，神清合作，半卧位，口唇轻度发绀，巩膜无黄染。颈静脉充盈，气管居中，甲状腺不大。两肺叩诊清音，双下肺可闻及细湿啰音。心尖搏动位于第 6 肋间隙左锁骨中线外 2cm，有抬举感，心界向左下扩大，心率 102 次/分，节律齐，$P_2 > A_2$，心尖区可闻及 2/6 级吹风样收缩期杂音，无传导。腹软，肝脾未及，肝颈静脉反流征（–），移动性浊音（–），双下肢膝关节以下凹陷性水肿。

血常规：Hb 129g/L，白细胞 6.7×10^9/L，中性粒细胞 80%；尿常规：正常；肝功能：总蛋白 64.2 g/L ↓，白蛋白 34.2g/L ↓，天冬氨酸转氨酶 75 U/L ↑，总胆红素 28μmol/L ↑，直接胆红素 16.3μmol/L ↑，间接胆红素 11.7μmol/L ↑；肾功能：肌酐 123μmol/L ↑，尿酸 478μmol/L ↑；血脂、血糖正常，电解质正常。心电图：窦性心动过速，心率 112 次/分，完全性左束支传导阻滞，多源室性期前收缩，左心房扩大。

图 3-3-1 为张先生十二导联心电图。

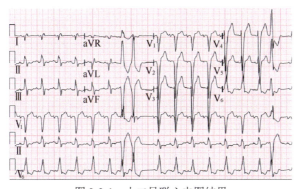

图 3-3-1　十二导联心电图结果

胸片可见：主动脉型心外形，左心室增大，双下肺渗出性病灶（图 3-3-2）。

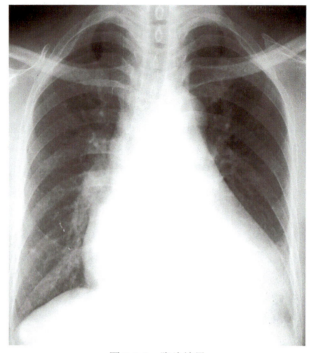

图 3-3-2　胸片结果

超声心动图提示：左心房和左心室扩大，室间隔增厚，二尖瓣轻度反流，左心室射血分数 26%，左心室舒张功能下降。BNP：2500pg/ml（正常＜ 100pg/ml）。

肌钙蛋白：＜ 0.05ng/ml（正常 0 ～ 0.4ng/ml）；肝炎病原学、梅毒抗体、抗-HIV 均正常；腹部 B 超：双肾实质回声增强声像。

心内科主治医生沟通病情时发现没有直系家属在场，一时难以告知病情。心内科总住院医师逐级上报，电话联系患者儿子，和张先生及家属充分沟通病情，告知需行内科抗心衰药物治疗。随后强心利尿抗心衰药物治疗 1 周后，张先生自觉病情有好转，出院。医嘱出院后需健康生活，戒烟，饮食清淡，按时按量继续服用抗心衰药物。

第三幕

出院后，张先生仍不改变不良生活习惯，不戒烟，饮食仍旧爱吃重口味，并且药物服用不规律，时常忘记服药。3 个月后，张先生自觉走平路尚可，但爬楼梯时仍呼吸困难，夜间可平卧，偶有憋闷感，并且经常有尿少，下肢水肿症状。食欲也不如刚出院时。

由于稍微活动后还是会感到呼吸困难，并且时常有心悸不适的症状出现，于是张先生再次入院。再次检查：左心室射血分数 32%，二尖瓣中度关闭不全；心电图显示：窦性心动过速，心率 112 次/分，完全性左束支传导阻滞，多源室性期前收缩，左心房扩大。

结合张先生目前的活动情况，考虑内科药物治疗心衰效果不佳，建议行心脏起搏器植入术手术治疗。主治医师与患者及家属沟通了手术的重要性和相关风险，患者和其儿子经过长时间的考虑，终于签字同意，手术顺利进行，于患者左胸壁下植入 CRTD。后续数次心脏彩超检测结果左心室射血分数均显著好转，张先生自觉运动后呼吸困难症状有明显改善，经过一段时间的恢复，张先生戒烟，按时起居，生活规律，注意饮食健康，并且严格遵从医嘱服药，终于一口气爬 3 层楼也不费劲了。此后，张先生汲取教训，终于对自己的疾病有了正确的认识，提高依从性，积极配合治疗，调整生活方式，生活质量大大提高。

【关键词】生活方式；高血压；心衰；呼吸困难；心脏起搏器植入手术；心衰二级预防

（王　燕　李晓雪）

第四部分　人体各系统重要器官的正常组织学图谱

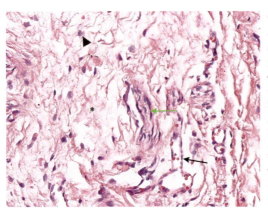

图 4-1-1　疏松结缔组织（loose connective tissue）

HE 染色（×400）；黑色箭头所示：毛细血管；绿色箭头所示：神经纤维；▲成纤维细胞；*胶原纤维。疏松结缔组织纤维排列松散，方向不一，细胞散在分布，细胞种类较多，一般常见的是纤维细胞，胞核多为梭形或椭圆形，染色深，其周围的细胞质不易辨认。此外，疏松结缔组织中可见神经纤维和大小不一的血管。

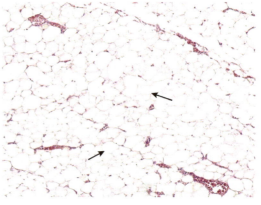

图 4-1-2　脂肪组织（adipose tissue）

HE 染色（×100）；黑色箭头所示：脂肪细胞。脂肪组织被疏松结缔组织包绕而分成许多小叶，在制片过程中，由于脂肪内的脂滴被乙醇溶解，故脂肪细胞呈空泡状。

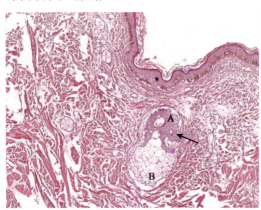

图 4-1-3-A　皮肤（skin）

HE 染色（×40）；A. 毛囊；B. 皮脂腺；*鳞状上皮；黑色箭头所示：毛干。毛发由角化的上皮细胞构成，分为毛干和毛根两部分，包于毛根周围的鞘状结构是毛囊；位于毛囊和立毛肌之间的泡状腺是皮脂腺。

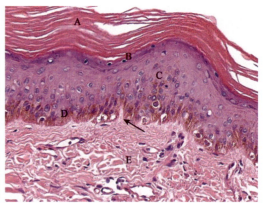

图 4-1-3-B　皮肤（skin）

HE 染色（×400）；A. 角质层；B. 颗粒层；C. 棘层；D. 基底层；E. 网织层；黑色箭头所示：乳头层。

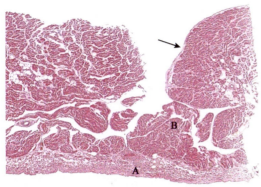

图 4-1-4-A　心肌（cardiac muscle）

HE 染色（×40）；A. 心外膜；B. 心肌；黑色箭头所示：心内膜。心肌壁分 3 层，由外向内依次是心外膜、心肌、心内膜。心内膜较薄，心肌较厚占心肌壁的绝大部分，主要由心肌纤维组成，其间有结缔组织和血管，心外膜较心内膜厚，由结缔组织和间皮构成。

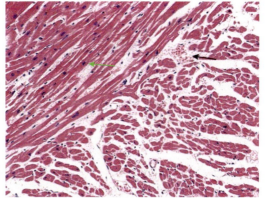

图 4-1-4-B　心肌（cardiac muscle）

HE 染色（×200）；绿色箭头所示：心肌细胞；黑色箭头所示：心肌间质小血管。

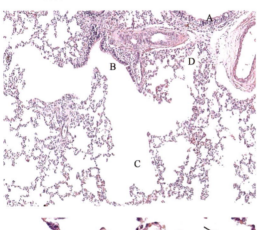

图 4-1-5-A　肺（lung）

HE 染色（×100）；A. 细支气管；B. 终末细支气管；C. 肺泡管；D. 肺泡囊。细支气管随着向终末细支气管延伸管壁逐渐变薄，上皮为单层纤毛柱状上皮；终末细支气管管腔更小，腔面起伏不平，上皮为单层柱状上皮；呼吸性细支气管因管壁与肺泡连通，故管壁不完整，上皮为单层柱状上皮或单层立方上皮；肺泡管上有许多肺泡的开口，故该段管壁呈结节状膨大；肺泡囊为肺泡管的末端，由若干的肺泡共同构成。

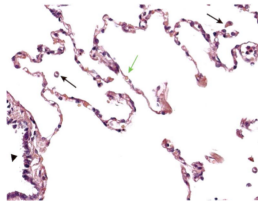

图 4-1-5-B　肺（lung）

HE 染色（×400）；绿色箭头所示：肺泡壁；黑色箭头所示：尘细胞；▲细支气管。在肺泡腔或肺泡隔内可见尘细胞，为吞噬尘埃颗粒的肺巨噬细胞，细胞质内含有大量棕黑色颗粒；Ⅰ型肺泡细胞呈扁平形，核椭圆；Ⅱ型肺泡细胞呈立方形、核圆形，胞质呈泡沫状。

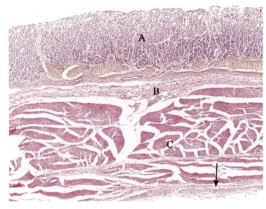

图 4-1-6-A 胃（stomach）

HE 染色（×40）；A. 黏膜层；B. 黏膜下层；C. 肌层；黑色箭头所示：浆膜层。胃壁的 4 层结构由腔面向外依次为黏膜层、黏膜下层、肌层、浆膜层。

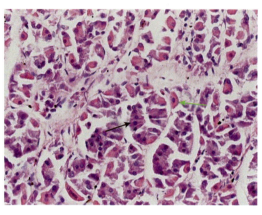

图 4-1-6-B 胃（stomach）

HE 染色（×400）；绿色箭头所示：壁细胞；黑色箭头所示：主细胞。主细胞是胃底腺的主要细胞，数目最多，分布于胃底腺的体部和底部，胞质嗜碱性很强，染成紫蓝色；壁细胞较主细胞少，多分布于胃底腺的颈部和体部，胞质嗜酸性，染成红色，此细胞因分泌盐酸故又称泌酸细胞。

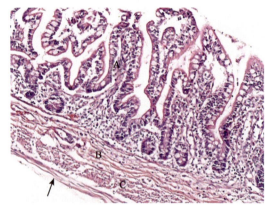

图 4-1-7 小肠（small intestine）

HE 染色（×200）；A. 肠绒毛；B. 黏膜下层；C. 肌层；黑色箭头所示：浆膜层。分清小肠肠壁的 4 层结构，从腔面向外依次观察，可见黏膜层、黏膜下层、肌层、浆膜层。

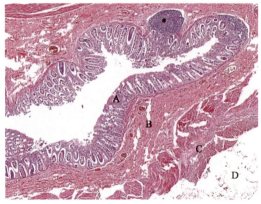

图 4-1-8 结肠（colon）

HE 染色（×40）；A. 黏膜层；B. 黏膜下层；C. 肌层；D. 浆膜层；* 淋巴滤泡。结肠腔面无绒毛，上皮由单层柱状细胞及大量散在的杯状细胞组成，固有层富有肠腺和淋巴组织，肌层包括内环外纵两层，外膜为浆膜或纤维膜。

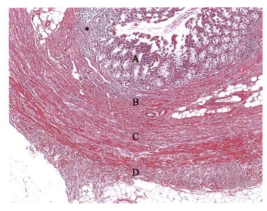

图 4-1-9 阑尾（appendix）

HE 染色（×40）；* 黏膜淋巴组织；A. 黏膜层；B. 黏膜下层；C. 肌层；D. 浆膜层。阑尾肌层分内环和外纵两层，外膜为浆膜。

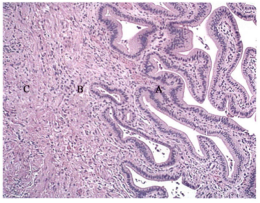

图 4-1-10 胆囊（gall bladder）

HE 染色（×100）；A. 黏膜层；B. 黏膜下层；C. 肌层。胆囊由囊腔向外观察可见黏膜层、黏膜下层、肌层，黏膜中可见一层排列紧密的柱状上皮。

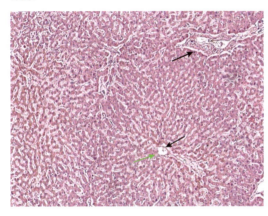

图 4-1-11-A 肝（liver）

HE 染色（×100）；绿色箭头所示：汇管区；黑色箭头所示：中央静脉。中央静脉位于肝小叶中央，但有的肝小叶中找不到中央静脉；汇管区是在相邻肝小叶之间结缔组织较多的区域，其内含有小叶间动脉、小叶间静脉和小叶间胆管。

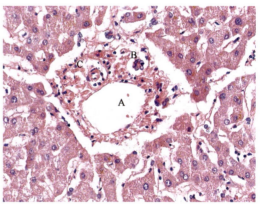

图 4-1-11-B 肝（liver）

HE 染色（×400）；A. 小叶间静脉；B. 小叶间胆管；C. 小叶间动脉。小叶间静脉、小叶间动脉可根据同等大小的动、静脉特点来辨认；小叶间胆管，管壁衬以单层立方上皮，细胞呈立方形，核圆。

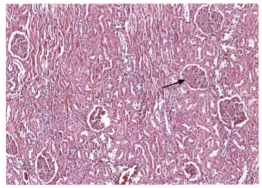

图 4-1-12-A 肾（kidney）

HE 染色（×100）；黑色箭头所示：肾小球。分清皮质和髓质。在皮质内可见许多球状的肾小体和各种不同切面的上皮性小管。

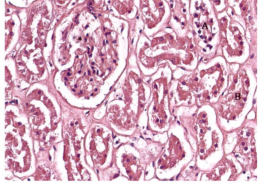

图 4-1-12-B 肾（kidney）

HE 染色（×400）；* 肾小球；A. 远曲小管；B. 近曲小管。

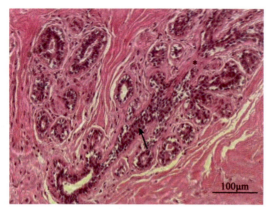

图 4-1-13 乳腺（mammary gland）

HE 染色；* 乳腺小叶；黑色箭头所示：小导管。

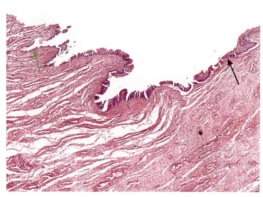

图 4-1-14-A 子宫颈（uterine of cervix）

HE 染色（×40）；黑色箭头所示：鳞状上皮；绿色箭头所示：柱状上皮；* 黏膜固有层。子宫颈黏膜上皮由鳞状上皮逐渐过渡到柱状上皮。黏膜上皮下为固有层。

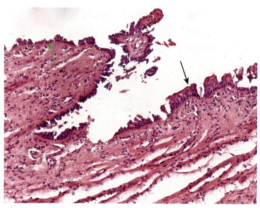

图 4-1-14-B 子宫颈（uterine of cervix）

HE 染色（×200）；黑色箭头所示：鳞状上皮；绿色箭头所示：柱状上皮。

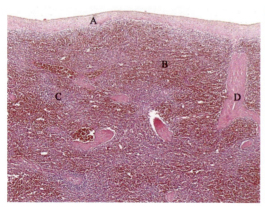

图 4-1-15-A 脾（spleen）

HE 染色（×40）；A. 被膜；B. 红髓区；C. 白髓区；D. 脾小梁。图片上方表面有较厚的被膜，由致密结缔组织组成，内含有少量平滑肌纤维。表面被覆间皮。被膜的结缔组织伸入实质形成脾小梁。

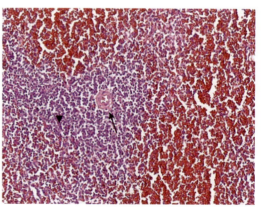

图 4-1-15-B 脾（spleen）

HE 染色（×200）；▼动脉周围淋巴鞘；黑色箭头所示：中央动脉。动脉周围淋巴鞘为散在的淋巴组织，呈长筒状包在中央动脉周围，其断面中央均有中央动脉，是其结构的重要特征。

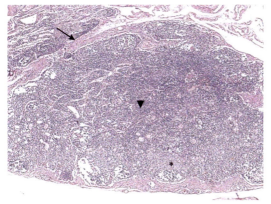

图 4-1-16-A　淋巴结（lymph node）

HE 染色（×40）；黑色箭头所示：被膜；▼髓质；*淋巴小结。淋巴结由薄层致密结缔组织包绕。淋巴结分为皮质和髓质两个部分。皮质中有多个淋巴小结。

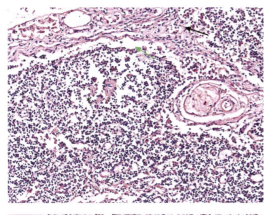

图 4-1-16-B　淋巴结（lymph node）

HE 染色（×200）；绿色箭头所示：被膜下淋巴窦；黑色箭头所示：小梁；* 淋巴小结。淋巴结被膜由薄层致密结缔组织构成，被膜结缔组织伸入淋巴结实质内形成小梁。

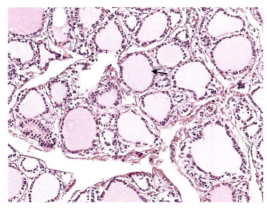

图 4-1-17-A　甲状腺（thyroid gland）

HE 染色（×200）；黑色箭头所示：甲状腺滤泡。

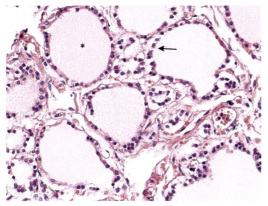

图 4-1-17-B　甲状腺（thyroid gland）

HE 染色（×400）；* 胶质；黑色箭头所示：甲状腺滤泡上皮。甲状腺滤泡壁的单层上皮细胞呈立方或低柱状，胞质着色浅，胞核圆形。滤泡腔内充满了粉红均质状胶质。

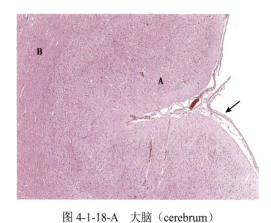

图 4-1-18-A　大脑（cerebrum）

HE 染色（×100）；黑色箭头所示：蛛网膜；A. 大脑皮质；
B. 大脑髓质。脑组织由外向内观察依次可见蛛网膜、软脑膜、
大脑皮质、大脑髓质。

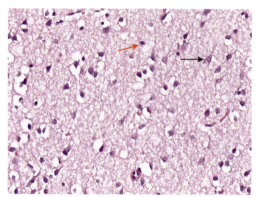

图 4-1-18-B　大脑皮质（cerebral cortex）

HE 染色（×400）；黑色箭头所示：神经元；红色箭头所示：
神经胶质细胞。

（雷普平）